Fortbildung in der Kinderheilkunde · Band 1989

Fortbildung in der Kinderheilkunde

Herausgegeben von H. Olbing und D. Palitzsch
im Auftrag der Deutschen Gesellschaft für Kinderheilkunde
und des Berufsverbandes der Kinderärzte Deutschlands

Band 1989

Pneumologie

Redaktion: Christian H. L. Rieger

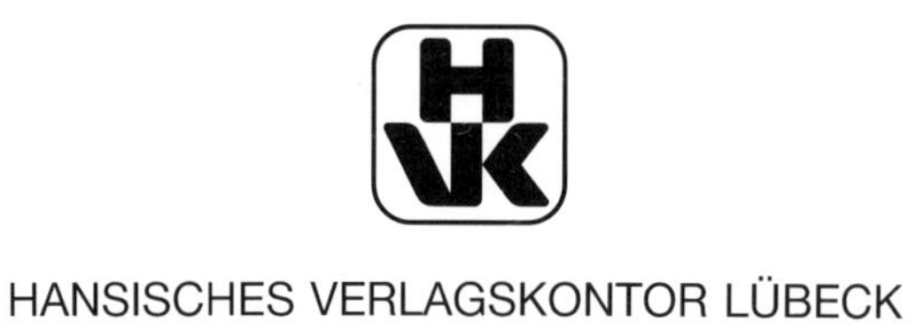

HANSISCHES VERLAGSKONTOR LÜBECK

Autoren

Riedel, Frank, Dr. med.,
Zentrum für Kinderheilkunde der Philipps-Universität, Marburg

Rieger, Christian H. L., Prof. Dr. med.,
Zentrum für Kinderheilkunde der Philipps-Universität, Marburg

Schauer, Uwe, Dr. med.,
Zentrum für Kinderheilkunde der Philipps-Universität, Marburg

ISBN 3-87302-059-9

Satz: Beleke KG, Essen – Druck: Max Schmidt-Römhild, Lübeck

Inhaltsverzeichnis

Vorwort

Zahlenmäßig haben Erkrankungen des Respirationstraktes für die Arbeit von Kinderärzten in unserem Land die größte Bedeutung. Das ist der Grund für die Themenauswahl unserer diesjährigen Fortbildungsmonographie. Sie bietet wichtige neue Informationen für die angemessene Betreuung sowohl von Kindern mit sogenannten banalen Luftwegsinfekten als auch für Kinder mit Lebensgefahr z.B. infolge einer Epiglottitis. Atopische Erkrankungen wurden wegen ihrer zunehmenden Häufigkeit und der häufig schwierigen diagnostischen und therapeutischen Probleme besonders ausführlich dargestellt.

Wir freuen uns, daß es uns mit Herrn Prof. Ch. Rieger auch in diesem Jahr gelungen ist, einen besonders fortbildungserfahrenen und didaktisch geschickten Autor zu gewinnen. Das Hansische Verlagskontor hat diesem Band wieder eine für Auge und Intellekt gleichermaßen ansprechende Form gegeben.

Sofern Sie bei der Arbeit mit diesem Band auf Probleme stoßen, die nach Ihren Erfahrungen einer intensiveren Fortbildung bedürfen, bitten wir um entsprechende Anregung. Wir werden diese in den Fortbildungsveranstaltungen des nächsten Jahres so weit wie möglich berücksichtigen. Auch Vorschläge für die nächsten Jahresthemen und für die formale Gestaltung unserer Fortbildungsmonographien sind uns sehr erwünscht.

Professor Dr. med. Dieter Palitzsch
Fortbildungsbeauftragter
des Berufsverbandes der
Kinderärzte Deutschlands e.V.

Professor Dr. med. Hermann Olbing
Fortbildungsbeauftragter
der Deutschen Gesellschaft
für Kinderheilkunde

Einleitung

Durch den Rückgang der Tuberkulose, der schweren bakteriellen Pneumonien und der Diphtherie haben die Erkrankungen der Atemwege und der Lunge an Bedrohlichkeit verloren. Beschwerden im Bereich der Atemorgane sind trotzdem auch heute noch der häufigste Anlaß, einen Arzt zu konsultieren; allergische Erkrankungen werden nicht nur öfter diagnostiziert, sondern haben eine wirkliche Zunahme erfahren, sowohl in den Industriestaaten als auch besonders dramatisch in einigen Entwicklungsländern. Die Auswirkungen pneumologischer Erkrankungen auf die Gesundheit von Kindern und Erwachsenen sind inzwischen so deutlich, daß ihre Erforschung in aller Welt zunehmend gefördert wird. Dies hat ermutigende Fortschritte im Verständnis allergischer und infektiöser Erkankungen gebracht und auch zur Verbesserung von Diagnostik und Therapie geführt.

Für den praktisch tätigen Arzt ist es oft schwierig, die Fülle neuer Erkenntnisse zu würdigen und praktisch Verwertbares von theoretisch Interessantem zu trennen. Der vorliegende Band hat sich deshalb zur Aufgabe gestellt, in knapper Form neue Erkenntnisse der Pathophysiologie und der Ätiologie pneumologischer Erkrankungen zu beschreiben und ausführlicher darzustellen, welche Fortschritte sich in den letzten Jahren für die Behandlung der Patienten ergeben haben. Es wurde kein Wert auf Vollständigkeit gelegt. Vielmehr war uns daran gelegen, die Erkrankungen und Probleme zu besprechen, die in der täglichen Praxis die größte Rolle spielen. Ich möchte all den Kollegen danken, die mir durch Fragen und Kommentare auf Fortbildungsveranstaltungen geholfen haben, auch die diagnostischen und therapeutischen Nöte der ambulanten Patientenversorgung besser würdigen zu können und hoffe, daß dieser Band die schriftliche Antwort auf viele solcher Fragen darstellt.

Infektionen der oberen Atemwege

von Christian Rieger

Atemwegsinfekte im Bereich der Nase und des Rachens machen mehr als 50 % der pädiatrischen Praxis aus. Die relativ gutartige Natur dieser Erkrankungsgruppe sowie die vergleichsweise langsame Entwicklung der diagnostischen und therapeutischen Möglichkeiten haben jedoch vielen Kollegen eine intensivere Beschäftigung mit Atemwegsinfekten lange Zeit als überflüssig erscheinen lassen. Eine Aufarbeitung des Gebietes ist heute lohnend, weil

- das Erregerspektrum besser charakterisiert und eingegrenzt wurde,
- klinische Untersuchungen Kriterien geschaffen haben, die bei der Unterscheidung der Erreger hilfreich sind,
- neue Möglichkeiten der Diagnostik zur Verfügung stehen,
- neue Antibiotika und Virostatika entwickelt wurden,
- die Gründe für Therapieversager bakterieller Infekte besser definiert wurden,
- die Bedeutung von Atemwegsinfekten in der Klinik allergischer und anderer chronischer Erkrankungen klarer geworden ist,
- das Problem rezidivierender Atemwegsinfekte nicht mehr auf die Alternative „klassische Abwehrschwäche" oder „überbesorgte Mutter" reduziert werden muß.

Ätiologie

Die *wichtigsten viralen Erreger* im Bereich der oberen Atemwege sind *Adeno-, Influenza-, Parainfluenza-, RSV- und Rhinoviren.*

Als *primäre bakterielle Infektionserreger* im Bereich der oberen Atemwege, d. h. der Nase, des Rachens, der Mandeln und des Kehlkopfes, sind, von der Diphtherie abgesehen, nur zwei Bakterienarten zu nennen: *Die Streptokokken und die Mykoplasmen.*

In einer vor sieben Jahren erschienenen großen Untersuchung an jungen Erwachsenen wurde in 20 % oberer Atemwegsinfekte ein serologischer Hinweis auf Chlamydien-Infektionen gefunden. In mehreren später durchgeführten Studien konnte dieser Befund jedoch nicht bestätigt werden.

Pauschale Angaben über die relative Häufigkeit pathogener Keime sind wenig sinnvoll. Zwar finden sich in großen Untersuchungen meist ca. 10 % Streptokokken, 10 % Mykoplasmen und 30 – 40 % Viren als Erreger; diese Zahlen täuschen jedoch darüber hinweg, daß in den einzelnen Altersgruppen die Verhältnisse ganz anders sind: So fanden sich bei 42.672 Kindern (s. Tabelle 1) Adenovirus-Infektionen dreimal so häufig, RSV-Infektionen nahezu 12mal so häufig bei Kindern bis zu 4 Jahren im Vergleich zu den 5 – 14jähri-

Tabelle 1

Relative Häufigkeit von viralen Infekten der Atemwege

		Alter		
	n	< 1 J.	1–4 J.	5–14 J.
Adeno	13 919	25 %	**48 %**	27 %
Influenza A + B	10 376	21,5 %	31,5 %	**47 %**
Parainfl. 1, 2, 3	7 831	30 %	55 %	15%
RSV	9 073	**57 %**	35 %	8 %
Rhino	1 473	37 %	38 %	25 %

nach Putto A et al. Am J Dis Childh 1986, 140:1159–1163

Tabelle 2

Differentialdiagnose der exsudativen Tonsillitis

1. Streptokokken
2. Mononukleose
3. Adenoviren
4. Mykoplasmen
5. Diphtherie
6. Herpes-Viren
7. RS-Viren

gen. Im Gegensatz hierzu stammten in einer anderen Untersuchung über exsudative Tonsillitis 92 % der Streptokokkenisolate und 80 % der Mykoplasmenisolate von Kindern jenseits des 6. Lebensjahres.

Klinik

Die wichtigsten Symptome von Atemwegsinfekten sind Husten, Schnupfen, allgemeines Krankheitsgefühl und Fieber. Häufig kommt es zur Beteiligung anderer Schleimhäute mit Konjunktivitis, Erbrechen und Durchfällen. Keines dieser Symptome erlaubt eine einwandfreie Differenzierung zwischen einzelnen viralen Erregern oder zwischen Viren einerseits und Bakterien andererseits.

Allgemein gilt jedoch, daß eine *virale Ätiologie um so wahrscheinlicher wird, je mehr Schleimhäute betroffen sind und je jünger das Kind* ist.

Fieber

Höhe oder Dauer des Fiebers erlaubt keine Differenzierung zwischen einzelnen Erregern, auch nicht zwischen Viren und Bakterien. In einer hierzu durchgeführten Studie an 258 Kindern fand sich Fieber bei 92 % der Patienten mit viralen Infektionen, in 59 % Temperaturen von mehr als 39° C, bei 12 % Temperaturen von mehr als 40° C. Ein Vergleich der Temperaturerhöhungen bei viralen Infekten mit Temperaturerhöhungen bei Harnwegsinfekten und septischen Infektionen zeigte keinen signifikanten Unterschied zwischen diesen Krankheitsgruppen. Adenovirus-Infektionen hatten durchschnittlich höhere Temperaturen als Streptokokken-Tonsillitiden. *Auch der Erfolg fiebersenkender Maßnahmen erlaubt keine Rückschlüsse auf die Ätiologie der Temperaturerhöhung.*

Exsudate

Dieses Symptom wird üblicherweise β-hämolytischen Streptokokken, dem Epstein-Barr-Virus und selten auch Mykoplasmen zugeschrieben. In einer prospektiven Studie an 110 Kindern konnten β-hämolytische Streptokokken nur in 31 % nachgewiesen werden, Mykoplasmen in 5 %. *Der häufigste virale Erreger der exsudativen Tonsillitis waren Adenoviren.* Daneben wurden Epstein-Barr-Viren, Parainfluenza, Influenza, Herpes und RS-Viren nachgewiesen. In 35 % der Fälle konnte keine Ursache eruiert werden. Klinik, Fieber oder Senkung halfen nicht in der Differenzierung zwischen den Erregern der exsudativen Tonsillitis. Allerdings waren *Viren bei Kindern unter 3 Jahren, Streptokokken bei Kindern über 6 Jahren die häufigsten Erreger.*

Blutbild, BSG, CRP

Blutbild, Senkung und CRP sind von sehr bedingter Aussagekraft. *Ein CRP von weniger als 2 mg/dl schließt eine bakterielle Infektion so gut wie aus, ein CRP von mehr als 8 mg/dl macht eine bakterielle Infektion zu etwa 80 % wahrscheinlich. Werte zwischen 2 und 8 mg/dl lassen keinen Rückschluß in irgendeiner Richtung zu.* Da Adenovirus-Infektionen ebenfalls Leukozytosen und erhebliche Senkungsbeschleunigungen verursachen, sind diese beiden Parameter von noch geringerem Wert.

Viren als Erreger von akuten Atemwegsinfekten

Viren sind die häufigsten Erreger von akuten Infekten der oberen und der unteren Atemwege. Die spezielle virologische Diagnostik war in der Vergangenheit jedoch auf serologische Tests oder auf Anzüchtungsmethoden angewiesen, welche allenfalls retrospektiv eine Diagnose ermöglichten. Daneben hatte der Nachweis eines speziellen viralen Erregers keine diagnostischen Konsequenzen. Die Folge war, daß eine genauere Kenntnis einzelner Erreger unnötig erschien. Diese Einstellung sollte aus folgenden Gründen der Vergangenheit angehören:

- für eine Reihe viraler Atemwegspathogene besteht die Möglichkeit einer Schnelldiagnostik, die innerhalb von Stunden Ergebnisse liefern kann
- die Kenntnis der Auswirkungen von atemwegspathogenen Viren auf Atemwege und den übrigen Organismus sowie auf laborchemische Parameter ermöglichen eine bessere Diagnostik
- ihre prognostische Bedeutung ist unterschiedlich
- Virostatika stehen für einzelne Erreger bereits zur Verfügung und werden für andere in den nächsten Jahren verfügbar werden.

Es wird in Zukunft nicht genügen, die Klinik von Streptokokken- und von Mykoplasmeninfektionen zu kennen, wenn es um Atemwegsinfektionen geht. Im folgenden sollen deshalb kurz die Charakteristika der wichtigsten atemwegspathogenen Viren dargestellt werden.

In großen Studien über Respirationstraktviren finden sich im wesentlichen fünf Erreger. In der ersten Tabelle ist die Häufigkeitsverteilung dieser Erreger in Abhängigkeit vom Alter aufgeführt. Aus dieser Tabelle wird klar, daß RS-Viren in erster Linie Säuglinge und Kinder bis zum vierten Lebensjahr betreffen. Für diesen Lebensabschnitt sind vor allem auch Adenoviren als Erreger wichtig. Die Altersverteilung aller anderen Erreger ist weniger ausgeprägt, obgleich jedoch selbst bei den Grippeviren deutlich wird, daß die Hälfte der Infektionen bei Kindern bis zum vierten Lebensjahr nachgewiesen wurde.

Charakteristika einzelner Viren

RS-Viren

RS-Viren sind die wichtigsten Atemwegspathogene des Säuglings- und Kleinkindesalters. Bis Ende des ersten Lebensjahres sind 68 %, bis Ende des zweiten Lebensjahres 97 %, bis Ende des dritten Lebensjahres alle Kinder infiziert. Reinfektionen kommen häufig vor. RS-Viren treten epidemisch während der *Wintermonate* auf, wobei die Dauer einer Epidemie von einem bis zu sechs Monaten betragen kann. Eine unkomplizierte RSV-Infektion erzeugt bei den meisten Kindern Fieber für 3–4 Tage (bis zu 9 Tagen) sowie Husten und Schnupfen. Sie stellen andererseits die *häufigste Ursache der Bronchiolitis* sowie der Säuglingspneumonie dar. Dieser Aspekt der RSV-Infektion sowie die Therapie mit Vidarabin wird in dem Kapitel „Säuglingsbronchitis“ diskutiert.

Parainfluenza I-, II- und III-Viren

Parainfluenza Typ I- und II-Infektionen kommen vor allem *im Herbst* und *Winter* vor, Typ III-Infektionen treten während des ganzen Jahres auf.

Die meisten Patienten haben Fieber, in 7 % kann Fieber das einzige Symptom der Krankheit sein. Parainfluenzaviren können Entzündungen des oberen und des unteren Respirationstraktes erzeugen. *Sie stellen die häufigste Ursache des Krupp dar.* So wurde gefunden, daß Parainfluenza Typ I-Virus 48 %, Typ II 9 % aller ätiologisch geklärten Kruppfälle ausmachten. Parainfluenza Typ III-Infektionen befallen häufig den unteren Respirationstrakt, wobei vor allem bei Kindern unter einem Jahr Pneumonie und Bronchiolitis, bei Kindern über drei Jahren vor allem Kruppsymptome auftreten.

Influenza A- und B-Viren

Diese Viren sind die typischen *Grippeerreger* und kommen vorwiegend während der Wintermonate vor. Schwerere Grippeepidemien mit Influenza A ereignen sich aufgrund von Antigenveränderungen des Erregers in etwa zehnjährigen Abständen, Influenza B-Ausbrüche in drei- bis siebenjährigen Abständen. Fieber ist das häufigste Symptom, wobei *biphasische Verläufe vor allem bei Influenza A-Infektionen* gesehen werden, ohne daß eine bakterielle Superinfektion dafür verantwortlich sein muß. Fieber als einziges Symptom tritt bei 8–16 % der Influenza A-Infektionen auf. Der typische Verlauf beim älteren Kind beginnt mit Unwohlsein, Appetitlosigkeit, Übelkeit, Erbrechen, Kopfschmerzen, Halsschmerzen und Myalgien. Symptome von seiten des Atemtraktes, im wesentlichen einer Tracheitis, treten nach 2–3 Tagen auf und beginnen mit einem trockenen Husten. *Krupp, Bronchitis, Bronchiolitis und Pneumonie betreffen vor allem Säuglinge.* Der Influenza-Krupp ist in der Regel schwerer und kann bis zur Intubation führen.

Gegen Influenza A wirkt *Amantadin (Symmetrel®)*, das allerdings zu Beginn der Infektion gegeben werden muß. Die Grippeimpfung hat sich als bedingt wirksam erwiesen und ist vor allem für Patienten mit chronischen Atemwegserkrankungen und mit Herzerkrankungen indiziert.

Adenoviren

Adenovirusinfektionen kommen epidemisch, endemisch oder sporadisch vor, wobei vor allem Säuglinge und Kinder zwischen sechs Monaten und fünf Jahren betroffen sind. Fieber ist kein konstantes Symptom, kommt aber bei vielen Patienten vor, in einer Untersuchung bei 81 von 105 Krankenhauspatienten.

60–80 % der Adenovirusinfektionen betreffen den Respirationstrakt. In einer vor drei Jahren veröffentlichten Studie hatten 41 % der Kinder eine *exsudative Tonsillitis.* Bronchitiden und Pneumonien werden ebenfalls beobachtet, wenn auch selten. Es ist jedoch bekannt, daß im Gegensatz zu RS- und Parainfluenzaviren nach Adenovirusinfektionen schwere Superinfektionen auftreten können. Auch ohne solche Superinfektionen kann es zu irreversiblen Schäden der Bronchien und des Lungengewebes kommen, wie z. B. zu *Bronchiektasen oder zum Swyer-James-Syndrom* (einseitige abnorme Strahlendurchlässigkeit der Lunge).

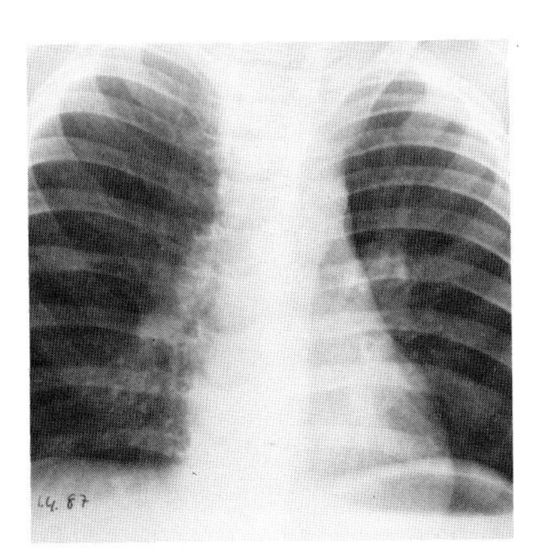

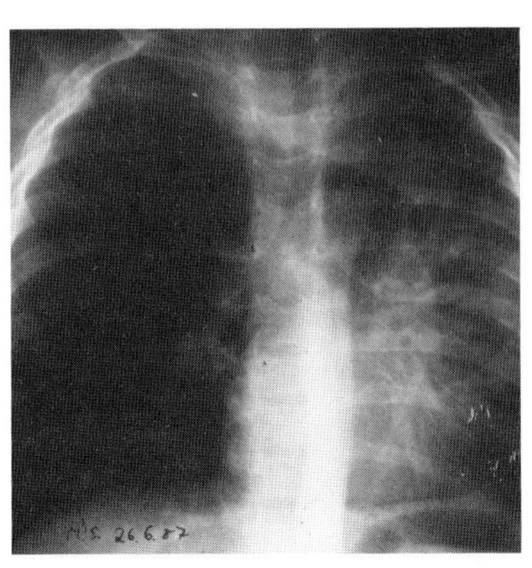

Abb. 1, 2, 3: Zweijähriger Junge, bei dem im Herbst 1986 im Verlauf einer fieberhaften Erkrankung ein normaler Röntgenbefund erhoben wurde. Im April 1987 vermehrt streifige Zeichnung im Rahmen einer länger dauernden fieberhaften Episode, die als virale Pneumonie diagnostiziert wurde (1. Röntgenbild, Abb. 1). Im Anschluß entwickelte sich bei diesem Patienten eine persistierende Obstruktion. Im Rahmen der Abklärung dieser Obstruktion wurde eine Röntgenaufnahme angefertigt, die eine verstärkte Transparenz der rechten Lunge zeigte (2. Röntgenbild, Abb. 2). Unter dem Verdacht einer Ventilstenose wurde eine Bronchoskopie durchgeführt, die jedoch normale Verhältnisse zeigte. Eine Szintigraphie ergab eine normale Perfusion der rechten Seite, jedoch eine fast aufgehobene Perfusion der linken Seite. Eine Bronchographie zeigte ausgedehnte Bronchiektasen im Bereich der gesamten linken Lunge (Abb. 3). Die serologische Untersuchung des Patienten ergab als einzigen Befund einen Adenovirustiter von 1:100. Diagnose: Entwicklung von Bronchiektasen, wahrscheinlich als Folge einer Adenovirusinfektion.

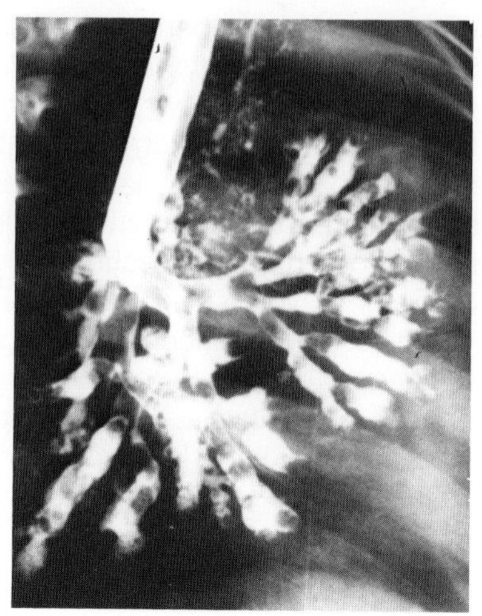

Adenovirusinfektionen sind aus zwei weiteren Gründen bemerkenswert:

- sie verursachen eine Reihe von Symptomen außerhalb des Respirationstraktes wie *Konjunktivitis, Exantheme, gastrointestinale Symptome* (s. unten)
- sie erzeugen eine *Leukozytose, eine Senkungsbeschleunigung*

sowie eine *CRP-Erhöhung,* ähnlich wie bakterielle Erkrankungen (s. unten)

Andere atemwegspathogene Viren

Rhinoviren erzeugen 3–16 % aller Atemwegsinfekte. Sie kommen während des gesamten Jahres vor. Neben den üblichen Entzündungssymptomen des oberen Atemtraktes sind sie eine häufige Ursache der *akuten obstruktiven Bronchitis.*

In der Behandlung von Rhinovirusinfektionen hat sich *Interferon* in Sprayform als wirksam erwiesen, ist in Deutschland jedoch noch nicht zugelassen. Seine Indikation für die klinische Praxis ist bisher nicht klar definiert, Nebenwirkungen betreffen vor allem eine Reizung der Nasenschleimhaut mit Nasenbluten.

Coronaviren

Coronaviren wurden je nach epidemiologischer Situation für 3–30 % der Atemwegsinfekte bei Kindern verantwortlich gemacht. Sie erzeugen vor allem Schnupfen und Halsschmerzen, wurden jedoch auch von Kindern isoliert, die eine obstruktive Bronchitis oder Pneumonie hatten.

Epstein-Barr-Virus

Dieses Virus sei der Vollständigkeit halber genannt. Primäre EBV-Infektionen in der frühen Kindheit scheinen entweder asymptomatisch zu sein oder nur leichte Symptome einer Pharyngitis zu erzeugen, vom 3. – 4. Lebensjahr an sind EBV-Infektionen eine bekannte Ursache der exsudativen Tonsillitis. Pneumonien können aus EBV-Infektionen entstehen, in einer Studie sogar bei 5 % der Patienten.

Allgemeinsymptome bei Infektionen mit Respirationsviren

Grundsätzlich kann jeder der genannten Viren auch Symptome außerhalb des Atemtraktes erzeugen. In der Häufigkeit, mit der dies geschieht, gibt es jedoch sehr deutliche Unterschiede. In der Tabelle 3 sind die Ergebnisse einer Untersuchung zusammengefaßt, die vor zwei Jahren in Finnland durchgeführt wurde. Aus dieser Übersicht ist klar ersichtlich, daß vor allem Symptome von seiten des Gastrointestinaltraktes für Adenovirusinfektionen sowie für Grippeinfektionen typisch sind. Andererseits waren Parainfluenzainfektionen sowie RSV-Infektionen vorwiegend auf dem Atemtrakt beschränkt. Symptome wie Konjunktivitis und Exantheme wurden bei dieser Untersuchung nicht erfaßt. Diese Symptome finden sich wiederum vor allem bei Adenovirusinfektionen.

Tabelle 3

Häufigkeit klinischer Symptome bei den wichtigsten viralen Atemwegspathogenen (%)

Symptom	Adenoviren (n = 25)	Influenza A u. B (n = 75)	Parainfluenza 1, 2, 3 (n = 99)	RSV (n = 60)
Husten	32	50	66	87
Rhinitis	36	64	34	58
Dyspnoe	12	16	56	48
Erbrechen	8	33	8	7
Durchfall	24	11	4	3

Dieselbe finnische Arbeitsgruppe hat die Auswirkung von Adenovirus-, Influenzavirus-, Parainfluenzavirus- und RSV-Infektionen auf Leukozyten und Blutsenkung untersucht und gezeigt, daß sich Adenovirusinfektionen im wesentlichen wie bakterielle Infektionen verhalten und mit den angeführten Parametern z. B. von Streptokokkeninfekten nicht zu unterscheiden sind.

Schnelldiagnostik

Die früher übliche Labordiagnostik eines viralen Infektes bestand entweder in der Anzüchtung des Erregers oder im Nachweis eines Titeranstieges. Beide Methoden sind auch heute noch für den Nachweis vieler Infekte erforderlich. In der Diagnostik akuter Atemwegsinfekte ist jetzt aber auch der Nachweis des viralen Antigens, also der Direktnachweis des Erregers möglich. Dieser Nachweis erfolgt aus abgesaugtem Nasen-Rachensekret, falls erforderlich nach nasaler Instillation von etwas physiologischer Kochsalzlösung. Als Nachweismethode hat sich am besten ein ELISA-Hemmassay bewährt, also die Hemmung eines markierten, gegen das Virus gerichteten Antikörpers. Diese Methode liefert schon nach wenigen Stunden ein Ergebnis und steht für die Diagnostik der wichtigsten viralen Atemwegserreger zur Verfügung.

Bakterien als Erreger von akuten Atemwegsinfekten

β-hämolytische Streptokokken, die Tonsillitis und Pharyngitis erzeugen, gehören in der Regel der Serumgruppe A an. Streptokokken anderer Gruppen (B, C, G) wurden jedoch ebenfalls isoliert und als Pathogene diskutiert. Ihre Rolle ist ungewiß und sicher nicht bedeutend. Die Infektion wird in der Regel von einer Person erworben, die an einer akuten Streptokokken-Pharyngitis erkrankt ist.

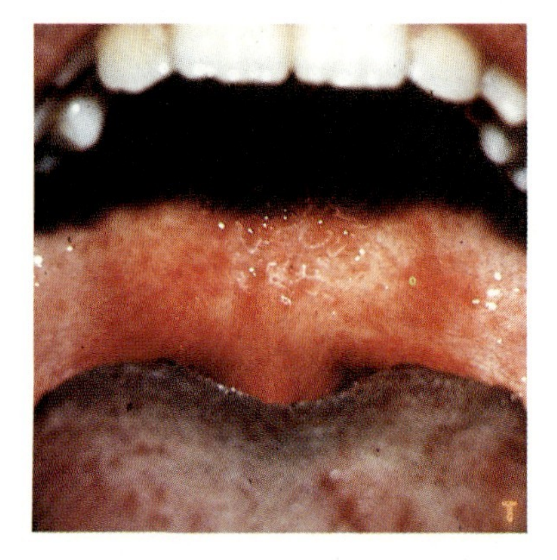

Abb. 4: Petechien im Bereich des Gaumens sind besonders typisch für Infektionen mit β-hämolytischen Streptokokken der Serumgruppe A.

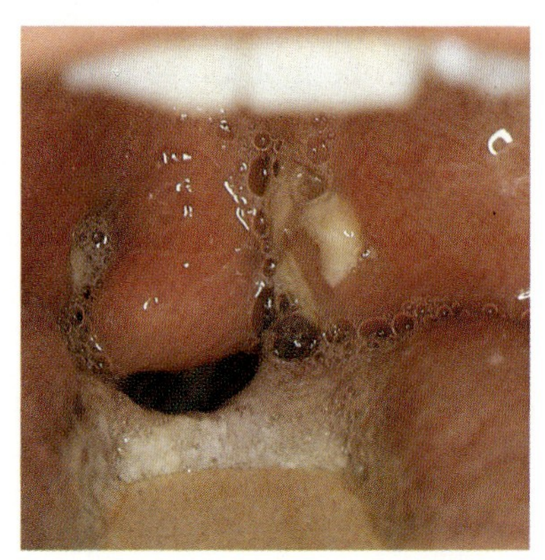

Abb. 5: Die häufigste Ursache der exsudativen Tonsillitis im Schulalter sind Streptokokken, bei Kleinkindern jedoch Adenoviren. Mykoplasmen, Diphtherie, Epstein-Barr-Virus, Herpesviren und RS-Viren können ebenfalls Exsudate auf den Tonsillen erzeugen.

Die Bedeutung der Streptokokken-Pharyngitis ist in letzter Zeit wieder gestiegen, da vermehrt Fälle von rheumatischem Fieber berichtet wurden. *Bei Kindern unter 3 Jahren entwickelt sich meist nicht das typische klinische Bild;* auch das rheumatische Fieber als Zweitkrankheit kommt in dieser Altersgruppe so gut wie nicht vor. *Vielmehr besteht entweder eine über Wochen sich hinziehende Rhinitis ohne Fieber oder eine leicht fieberhafte Erkrankung mit Appetitlosigkeit, Übellaunigkeit und zervikaler Adenitis.*

Epidemiologie und Infektiosität

Streptokokken werden gewöhnlich durch Tröpfchen von akut erkrankten Patienten übertragen. Eine Übertragung kann auch durch Nahrungsmittel erfolgen, nicht jedoch über Haustiere. Die Streptokokken-Angina ist im Schulkindalter am häufigsten und läßt zum Erwachsenenalter hin wieder nach. Ihre Infektiosität ist während der akuten Infektion am höchsten und läßt bei unbehandelten Personen langsam über eine Periode von mehreren Wochen nach.

Während Epidemiezeiten kann die Prävalenz asymptomatischer Streptokokkenträger bis zu 50 % einer Bevölkerung betragen, in der

Regel bewegt sie sich zwischen 15 und 30 %. Solche Personen sind wahrscheinlich nur während der ersten 14 Tage der Besiedelung infektiös.

Isolation

Patienten und deren Sekrete müssen bis 24 Stunden nach Beginn der Therapie als infektiös angesehen werden, jedoch nicht länger.

Schulbesuch

Erkrankte Kinder dürfen die Schule frühestens 24 Stunden nach Beginn einer Therapie besuchen, vorausgesetzt, daß sie fieberfrei und von ihrem körperlichen Zustand her dazu in der Lage sind.

Diagnostik

Der sicherste Beweis der Diagnose ist der Rachenabstrich. Wichtig ist hierbei, daß der Abstrich von den Tonsillen erfolgt und der Watteträger danach nicht über Zunge oder Wangenschleimhaut gezogen wird. Der kulturelle Nachweis von Streptokokken hat den Nachteil, daß der Abstrich meist versandt werden muß und die Rückmeldung der Labors unterschiedlich rasch erfolgt. Aus diesem Grund wurden Schnelltests entwickelt, die in der Regel auf der Agglutination von antikörperbeschichteten Latexpartikeln durch Streptokokken-Antigene beruhen. Diese Tests haben eine Sensitivität von 62–85 %, d. h. sie entdecken etwa 62–85 % vorhandener Streptokokken-Infektionen und besitzen eine Spezifität von 99 %. *Ein positiver Latex-Agglutinationstest ist deshalb eine verläßliche Aussage und eine klare Indikation zur Behandlung.* Bei negativem Testausfall bei klinischem Verdacht sowie zur Identifizierung von nicht oder noch nicht erkrankten Infizierten während einer Epidemie, ist die Kultur nach wie vor erforderlich.

Therapie

Kritische Fragen zur Therapie haben sich auf die Möglichkeit bezogen, daß

- eine sehr frühe Therapie die immunologische Antwort des Wirtes unterdrückt,
- die übliche Empfehlung einer zehntägigen Therapie u. U. unnötig ist,
- Der Therapieerfolg vielleicht nur einen unwesentlich besseren Verlauf bewirkt als dem Spontanverlauf der Streptokokken-Infektion entsprechen würde.

Bei früher Behandlung ist die immunologische Reaktion in der Tat geringer. Dieser Effekt ist erwünscht, denn hierauf beruht die Verminderung der Nachkrankheiten rheumatisches Fieber und Glomerulonephritis. Die immunologische Reaktion wird aber nicht verhindert, und das Immunsystem „behält die Erreger im Gedächtnis“.

Aufgrund einer Reihe von Untersuchungen der letzten Jahre ist es klar, daß die Behandlung mit Penizillin eine signifikant raschere Entfieberung erbringt und die Patienten in der Regel bereits nach 24 Stunden nicht mehr infektiös sind. Häufigere Rezidive bei früh behandelten Patienten im Vergleich zu „spät" behandelten Patienten wurden in einer Studie in der Tat gezeigt. Die Zahl der Patienten war jedoch gering. Daneben darf nicht vergessen werden, daß gerade im Hinblick auf die Vermeidung des rheumatischen Fiebers eine frühe Behandlung wichtig ist. Die Möglichkeit einer kürzeren Behandlung wurde im vergangenen Jahr ebenfalls erneut geprüft. Bei fünftägiger Behandlung fanden sich beim Kontrollbesuch in 18 % der Patienten noch Streptokokken, bei zehntägiger Behandlung nur in 6 %. *Die Behandlung sollte deshalb nach wie vor über 10 Tage erfolgen (50 – 100 000 E Penicillin p. o., wobei sich eine Verteilung auf 2 Dosen im Abstand von 12 Stunden als ausreichend erwiesen hat).*

Behandlung exponierter Personen

Wenn Kontakt mit einem an Scharlach oder einer Streptokokken-Angina erkrankten Kind bestanden hat, muß ein Rachenabstrich durchgeführt werden und beim Nachweis von Streptokokken eine Behandlung erfolgen. Die Bezeichnung Streptokokkenträger ist für solche Personen nicht geeignet, da ja nicht klar ist, ob sie asymptomatisch bleiben oder in den nächsten Tagen erkranken werden. In der Tat rechnet man mit einer Erkrankungsrate von 50–80 % bei Streptokokken-positiven Kontaktpersonen.

Streptokokkenträger

Da Streptokokkenträger vermutlich nur während der ersten 14 Tage der Besiedelung infektiös sind, empfiehlt sich eine Behandlung nicht routinemäßig. Patienten, die mit Säuglingen oder Kleinkindern zu tun haben, wie Kinderkrankenschwestern oder Pflegerinnen in Kinderhorten, sollten aber zumindest eine 10tägige Antibiotikagabe erhalten.

Persistenz von Streptokokkeninfekten

Wenn Streptokokken nach einer akuten Infektion trotz adäquater Behandlung persistieren bzw. zu rezividierenden Tonsillitiden führen, sollten drei Möglichkeiten bedacht werden:

1. Es kann *innerhalb der Familie zu Reinfektionen kommen.* Diese Situation wird am besten dadurch behandelt, daß von der ganzen Familie Rachenabstriche entnommen werden und bei Nachweis von Streptokokken eine entsprechende Behandlung durchgeführt wird. Nach einer solchen Behandlung ist eine erneute Kontrolle der gesamten Familie nochmals erforderlich.
2. Es hat sich herausgestellt, daß Streptokokken zwar bisher immer empfindlich gegen Penizillin waren, daß es aber Stämme gibt, die ungewöhnlich hohe Dosen von Penizillin benötigen, sog. *Penizil-*

lintolerante Stämme. Diese Situation wird durch die routinemäßige Resistenztestung nicht erfaßt. Bei persistierenden Streptokokken-Infektionen, die durch die familiäre Situation nicht erklärt werden, sollte deshalb mit einer erhöhten Penizillin-Dosis oder mit einem Makrolid (Erythromycin, Josamycin) nochmals behandelt werden.

3. Apathogene anaerobe Bakterien sind in der Lage, Penizillinase zu produzieren und können dadurch eine Penizillinbehandlung von Streptokokken in ihrer Wirksamkeit beeinträchtigen. Solche Bakterien sprechen ebenso wie Streptokokken meist gut auf Makrolide an. Alternativ kann ein Antibiotikum wie Augmentan® angewandt werden, das durch seinen Gehalt an Clavulansäure Penizillinase inaktiviert.

Mykoplasmen

Als häufigste bakterielle Ursache der Schulkind-Pneumonie sind Mykoplasmen jedem Pädiater bekannt. Ihre Rolle in der Verursachung von Pharyngitis, Tonsillitis und Rhinitis wird jedoch wahrscheinlich unterschätzt. Dies mag einerseits daher rühren, daß ihr Gesamtanteil an Infekten der oberen Atemwege nur mit 3–5 % angegeben wird, andererseits mit der Schwierigkeit der bakteriologischen Diagnostik zu tun haben. Bei Kindern unter sechs Jahren spielen Mykoplasmen in der Tat nur eine geringe Rolle. *Ihre Häufigkeit bei Infekten der oberen Atemwege von 12- bis 14jährigen wurde dagegen mit 11,4 % gefunden, davon waren 43 % exsudative Tonsillitiden. Bei Schulkindern kann man also davon ausgehen, daß die Hälfte der behandelbaren Tonsillitiden durch Mykoplasmen hervorgerufen werden.* Nicht nur wegen der Therapierbarkeit lohnt es sich, die Besonderheiten der Mykoplasmen-Infektion zur Kenntnis zu nehmen:

- ein Großteil dieser Patienten (in einer Studie 50 %) leidet gleichzeitig unter eine Mykoplasmen-Infektion der unteren Atemwege oder der Lunge
- diese Infektionen können unbehandelt bis zu zehn Wochen bestehen bleiben
- begleitende Symptome wie Konjunktivitis, Otitis, Exantheme oder Enantheme, kennzeichnen diese Patienten häufig.

Das Exanthem der Mykoplasmen-Infektion wird in sehr unterschiedlicher Häufigkeit, zwischen 3 und 33 % der Patienten, angegeben. Es ist meist makulopapulös, kann aber auch rein makulös, vesikulös, bullös, petechial oder urtikariell sein. Als besonders immunologische Reaktion ist das Erythema multiforme bekannt. Histologisch liegt hier eine Vaskulitis vor.

Diagnostik

Die Infektion kann meist nur retrospektiv durch einen vierfachen Titeranstieg bewiesen werden. *Typisch für die akute Krankheit sind die Kombination eines normalen Blutbildes mit stark beschleunigter Senkung,* der Nachweis von Kälteagglutininen in einem Titer von mehr als 1 : 64 oder auch die schnellere Blutsenkungsgeschwindigkeit im Kühlschrank. Das letztgenannte Phänomen korreliert allerdings mit der Schwere der Infektion und findet sich vor allem bei ausgeprägten Pneumonien.

Rezidivierende Infekte

Diese Problematik wurde im vorhergehenden Fortbildungsband besprochen. Aus der Sicht des Pneumologen soll folgende Ergänzung gemacht werden: Die Definition der normalen Infekthäufigkeit im Bereich der Atemwege ist aus mehreren großen Studien bekannt. Der obere Bereich der „Normalität“ ist jedoch nicht einfach eine Frage der Zufälligkeit, sondern durch besondere Bedingungen erzeugt. Diese Bedingungen und Prädispositionen zu kennen, hilft dem Pädiater, besorgte Eltern zu beraten und evtl. auch Ursachen für rezidivierende Infekte zu beseitigen. Daneben ist zu berücksichtigen, daß ein *„normaler“ Infekt der Atemwege in der Regel in einer, höchstens zwei Wochen überstanden ist.* Infekte, an die sich wochenlanger Husten oder eine wochenlange wäßrige Rhinitis anschließt, sind nicht mehr normal und schon von dieser Symptomatik her Indikationen für eine Diagnostik. Bedingungen, die eine überdurchschnittliche Häufigkeit von Atemwegsinfekten nach sich ziehen, sind in der Tabelle 4 zusammengefaßt. Besonders hervorzuheben ist, *daß die besondere Anfälligkeit von Atopikern für Atemwegsinfekte eindeutig vorhanden ist.* So konnten Minor et alii zeigen, daß atopische Kinder signifikant mehr Atemwegsinfekte hatten als ihre gesunden Geschwister. Atopische Säuglinge haben im Durchschnitt ein niedrigeres IgA als ein gesundes Kontrollkollektiv. Bei erwachsenen Allergikern wurden auch Defekte im Bereich des Immunsystems nachgewiesen. Neben den in der Tabelle genannten Situationen ist die *Atopieneigung deshalb die häufigste Diagnose, die sich aus der Beschäftigung mit rezidivierenden Atemwegsinfekten im Kindesalter ergibt.*

Tabelle 4

Häufige Infekte der oberen Atemwege finden sich bei
Anfängern im Kindergarten
Jüngsten kinderreicher Familien
Atopikern
Immotilem Ziliensyndrom
Immunmangel

Angina Plaut-Vincenti

Diese Erkrankung wird als meist einseitig ulzerierende exsudative Tonsillitis beschrieben. Als Erreger wurden Fusobakterien und Borrelien angegeben. Diese Bakterien gehören jedoch der normalen Mundflora an.

Andererseits können z. B. EBV-Tonsillitiden und Adenovirus-Tonsillitiden das oben beschriebene klinische Bild erzeugen. Es liegt somit der Verdacht nahe, daß die Plaut-Vincenti-Angina keine eigene Erkrankung ist, sondern nur eine Manifestationsform verschiedener Infektionen, die erst in den letzten Jahren ätiologisch geklärt werden konnten.

Therapie

Fiebersenkung, Ruhe, leichte und nicht reizende Kost sowie Inhalation sind übliche Maßnahmen der symptomatischen Behandlung, die an dieser Stelle nicht ausgeführt werden sollen.

Notwendig erscheint jedoch ein Kommentar zur *Immunstimulation.*

Der Versuch einer Verbesserung der Infektabwehr während einer akuten Krankheit oder zur Prävention rezidivierender Infekte mit synthetischen Substanzen, z. B. Inosin-Präparaten (Delimmun®, Inoprinosin®) oder bakteriellen Substanzen (Broncho Vaxom®, Paspartat®) ist ebenso verbreitet wie umstritten. Sie ist vielen Klinikern, insbesondere klinischen Immunologen, suspekt, weil eine Anzahl dieser Substanzen zwar in vitro immunologische Parameter ändern können, in vivo aber meist keine relevante Stimulation objektivierbar ist. Daneben ist nicht klar, bei welcher Gruppe von Patienten eine Indikation zur Therapie gegeben ist. Andererseits gibt es sowohl in seriösen internationalen Journalen als auch in der deutschsprachigen Literatur Berichte über doppelblinde und plazebokontrollierte Studien mit Immunstimulantien, die zugunsten der Präparate ausgefallen sind und deren Ergebnisse nicht – wie zunächst angenommen – auf der Induktion spezifischer Antikörper beruhen.

Es ist deshalb möglich, wenn auch nicht bewiesen, daß die Infekthäufigkeit z. B. atopischer Kinder durch Immunmodulation positiv beeinflußt werden kann. Eine endgültige Aussage und eine Definition der für solche Therapie geeigneten Patienten wird erst dann möglich sein, wenn Studien vorliegen, in denen „infektanfällige" Kinder besser definiert sind.

Literatur:

1) F.W. Denny and W.A. Clyde, Jr.: Acute lower respiratory tract infections in nonhospitalized children. J. Pediatr. 108 (1986) 635–646

2) A. Putto: Febrile exudative tonsillitis in children: viral or streptococcal? Pediatrics 80 (1987) 6–12

3) A. Putto, O. Ruuskanen, O. Meurman: Fever in respiratory virus infections. Am. J. Dis. Child. 140 (1986) 1159–1163

4) A. Putto, O. Ruuskanen, O. Meurman, H. Ekblad, H. Korvenranta, J. Mersola, H. Peltola, H. Sarkkinen, M.K. Viljanen, P. Halonen: C-reactive Protein in the evalution of febrile illness. Arch. Dis. Child. 61 (1986) 24–29

5) O. Ruuskanen, A. Putto, O. Meurman, H. Sarkinnen, K. Wjala: C-reactive protein in respiratory virus infection. J. Pediatr. 107 (1985) 97–100

Krupp

von Christian Rieger

Inspiratorischer Stridor als Ausdruck einer Obstruktion im Bereich der oberen (extrathorakalen) Atemwege ist ein pädiatrischer Notfall. Seine häufigsten Ursachen sind in der Tabelle 1 zusammengefaßt. Nach dem Rückgang der Diphtherie sind die Epiglottitis sowie die subglottische Laryngitis als wichtigste Ursachen übriggeblieben. Bei beiden Krankheiten hat es in den letzten Jahren Diskussionen und neue Entwicklungen gegeben, die im folgenden besprochen werden sollen.

Tabelle 1

Krupp-Syndrom

Krankheit	Betroffene Region	Ursache	Wichtigste Symptome
Epiglottitis	Epiglottis	Haemophilus Infl. B	Fieber, Stridor, Speichelfluß, schlechter AZ, röchelnde Stimme
Diphtherie	Glottis	C. diphtheriae	Stridor, Aphonie
Akute stenosierende Laryngitis bzw. Laryngotracheobronchitis	Subglottis (+ Trachea)	Viren Mykoplasmen	Stridor

Epiglottitis

Die bakterielle Genese der Epiglottitis, in der Regel *Haemophilus influenzae Typ B,* steht außer Zweifel. Typische Symptome sind *Fieber, Beeinträchtigung des Allgemeinzustandes und rasche Progredienz.* Betroffen sind in der Regel Kinder zwischen 1 und 7 Jahren.

Die obere Altersgrenze ist bei dieser Erkrankung jedoch nie so scharf gewesen wie bei anderen Infektionen mit invasiven Haemophilus-Keimen. Darüber hinaus ist festzustellen, daß die Haemophilus-Epiglottitis inzwischen auch bei einer Reihe von Erwachsenen beschrieben wurde. Sie wird in der Erwachsenenmedizin üblicherweise als Supraglottitis bezeichnet, da sie vor allem auch das Gewebe um die Epiglottis selbst herum betrifft. Diese Schwellung hat häufig eine geringere Rötung, sie kann sogar blaß-ödematös sein. Selbst nach Einführung eines Impfstoffes gegen Haemophilus influenzae wird also nicht sicher damit zu rechnen sein, daß die Epiglottitis ganz verschwindet.

Die *Behandlung der Epiglottitis durch Intubation sowie antibiotisch mit Ampicillin bzw. Cefotaxim hat sich in der gesamten Pädiatrie durchgesetzt.* Diskutiert wurden in den vergangenen Jahren lediglich Fragen der Diagnostik. Diese Diskussion betraf die seitliche

Röntgenaufnahme des Halses sowie die Untersuchung von Infektparametern.

Das Ergebnis läßt sich kurz zusammenfassen:
Die Röntgenaufnahme der Kehlkopfgegend zur diagnostischen Klärung eines akuten Stridors ist eindeutig kontraindiziert. Eine radiologische Untersuchung hat gezeigt, daß solche Aufnahmen häufig fehlinterpretiert werden. Darüber hinaus bedeutet diese Untersuchung einen Zeitverlust, der bei einer so rasch progredienten und lebensbedrohenden Erkrankung nicht verantwortet werden kann.

Infektparameter wurden vor dem Hintergrund untersucht, daß die Epiglottitis eine bakterielle, die subglottische Stenose fast immer eine virale Erkrankung ist. Entsprechend wurde in dieser Untersuchung gefunden, daß CRP bei Patienten mit Epiglottitis immer positiv, bei Patienten mit „spasmodischem Krupp" immer negativ, mit Laryngotracheitis nur selten positiv war.

Zu dieser Untersuchung ist kritisch zu vermerken, daß die Ergebnisse in einer anderen Virussaison hätten ganz anders ausfallen können. Darüber hinaus ist es nicht möglich, die Diagnose einer lebensgefährlichen Erkrankung auf einen einzelnen Laborwert zu stützen.

Es bleibt deshalb dabei, daß bei *Verdacht auf Vorliegen einer Epiglottitis eine Inspektion der Epiglottis für den Beweis oder den Ausschluß der Diagnose unerläßlich ist.* Diese Inspektion darf wegen der raschen Progredienz der Erkrankung nicht verzögert werden. Sie muß aber in Intubations- (und damit Narkosebereitschaft) erfolgen.

Akute Stenosen im Bereich der Subglottis

Eine akute stenosierende subglottische Laryngitis wurde in einer großen Studie bei 951 von 6 165 Kindern mit akuten Infekten der unteren Atemwege diagnostiziert. Krupp war am häufigsten in der Altersgruppe zwischen ½ und 4 Jahren, trat jedoch selbst bei Kindern über 6 Jahren noch auf. *Die strikte Beschränkung dieser Krankheit auf Patienten unter 4 Jahren, wie sie häufig behauptet wird, ist also nicht haltbar.* Die Verteilung der nachgewiesenen Erreger dieser Studie ist in der Tabelle aufgeführt. Während einzelner Epidemien kann dieses Spektrum selbstverständlich vollständig anders aussehen. Wichtig ist jedoch, daß die nachgewiesenen Erreger fast nur Viren, in einem kleinen Teil Mycoplasmen waren.

Die akute subglottische Stenose ist also eine *fast ausschließlich virale Erkrankung.* Die Aussage, daß Bakterien bei dieser Erkrankung eine Rolle spielen können, bezieht sich, abgesehen von der Diphtherie, auf drei Situationen:

- Haemophilus influenzae kann über die Epiglottis hinaus auch die subglottische Region betreffen.

- Es gibt eine eitrige Tracheitis, die mit Fieber und purulentem Sekret einhergeht. Sie kann auch den Kehlkopf erfassen und erzeugt dann inspiratorische Stridor. Ihre Erreger sind Staphylococcus aureus oder Streptokokken.
- Wie bereits erwähnt, können Mycoplasmen eine Laryngitis erzeugen, die jedoch in der Regel gutartig ist.

Vier Fragen wurden in den vergangenen 10 Jahren im Zusammenhang mit dem viralen Krupp diskutiert:

- Besteht ein Zusammenhang zwischen *Krupp und allergischen Erkrankungen* bzw. Atemwegsüberempfindlichkeit?
- Spricht der *virale Krupp auf Steroide* an?
- Spricht der virale Krupp auf die *Inhalation mit Adrenalin* an?
- Gibt es einen Zusammenhang zwischen *Luftverschmutzung und Krupp?*

Kontroversen früherer Jahre zu diesen Themen lassen sich retrospektiv dadurch erklären, daß in den Studien zwei Faktoren nicht genügend berücksichtigt wurden:

1. Atemwegspathogene Viren erzeugen unterschiedlich ausgeprägte Laryngitiden. Influenza B Viren z. B. bewirken schwere Krupp-Erkrankungen, bei denen Intubationen nicht selten sind. Rhino- oder Parainfluenza-Viren im Gegensatz dazu gehen meist mit einer leichteren Erkrankung einher. Studien ohne zuverlässige Erreger-Diagnostik können deshalb von Epidemie zu Epidemie ganz unterschiedliche therapeutische Ergebnisse erzielen.
2. Innerhalb der durch Viren ausgelösten akuten subglottischen Stenosen lassen sich zwei Krankheitsbilder unterscheiden, die akute Laryngotracheitis sowie der sogenannte „spasmodische Krupp".

Die wichtigsten Unterscheidungsmerkmale dieser beiden Verlaufsformen sind in der Tabelle 2 angegeben.

Tabelle 2

Unterscheidungskriterien zwischen Laryngotracheitis (LT) und „spasmodischer Krupp" (SC)

	LT	SC
gleichzeitig bestehender Atemwegsinfekt (AWI)	ja	nein oder nur leicht
Fieber	häufig	selten
Beginn	schleichend, 24–72 Std. nach Beginn d. AWI	plötzlich
Tageszeit d. Beginns	jederzeit	abends oder nachts
Rezidivneigung	nein	ausgeprägt

Die *Laryngotracheitis* stellt die Ausdehnung einer akuten, meist fieberhaften Virusinfektion der oberen Atemwege auf die unteren Atemwege dar und kann ausgeprägte entzündliche Veränderungen mit Schleimhautnekrosen und Belägen erzeugen, die sich vom Larynx bis in die Trachea und die Bronchien erstrecken können. Entsprechend kann zum inspiratorischen Stridor noch eine exspiratorische Komponente hinzutreten. Diese Patienten sind häufig sehr krank, haben ausgeprägte Atemnot und sprechen auf Inhalation mit Adrenalin-Derivaten sowie auf Steroide schlecht an. Sie sind die Versager der Therapie-Studien, die vor der Unterteilung des viralen Krupps vorgenommen wurden. In der Betreuung dieser Patienten ist es für den praktischen Arzt wichtig zu wissen, *daß die Patienten sich auch noch nach zwei, drei oder mehr Tagen deutlich verschlechtern können, und daß es selbst biphasische Verläufe gibt,* so daß eine vorübergehende Verbesserung noch keine endgültige Entwarnung bedeutet.

Spasmodischer Krupp

Entscheidend für ein besseres Verständnis der akuten subglottischen Stenose war die Charakterisierung dieser Verlaufsform. Der Name ist nicht glücklich und hat selbst unter Pneumologen zu Mißverständnissen geführt. „Spasmodic“ bedeutet anfallsartig und bezieht sich auf den plötzlichen Beginn dieser Erkrankung. Die Pathophysiologie des anfallsartig auftretenden Krupps ist nicht vollständig klar. Wahrscheinlich liegt eine besondere Reaktionsform der subglottischen Schleimhaut auf einen vorausgegangenen Virusinfekt vor, vergleichbar vielleicht der Schleimhauthyperreaktivität der Bronchien, wie sie vor allem bei Allergikern und im Gefolge von Virusinfekten gesehen wird. Der anfallsartige Krupp kann auf folgende Weise charakterisiert werden:

- Er spricht gut auf die Inhalation mit razemischem Adrenalin (Micronephrin®) an.
- Er spricht gut auf Steroide an.
- Er tritt gehäuft bei Patienten mit Allergieneigung auf.
- Es besteht eine ausgeprägte Rezidivhäufigkeit.

Die Frage, wieweit akute subglottische Stenosen durch Luftverschmutzung begünstigt werden, ist bisher nicht geklärt. Der Zusammenhang zwischen Rauchen, Kochen mit offenem Gas, Dieselabgasen, SO_2 und anderen Schadstoffen der Außenluft auf der einen Seite und Allergien auf der anderen Seite ist inzwischen so gut belegt, daß es nicht verwundern würde, wenn diese Faktoren in der Genese des anfallsartigen Krupps eine Rolle spielen könnten. Die bisher vorliegenden Studien sind jedoch widersprüchlich.

Therapie

Die Behandlung der subglottischen Stenosen ist dieselbe, unabhängig ob ein spasmodischer Krupp oder eine stenosierende Laryngotracheobronchitis vorliegt, da beide Formen im Einzelfall nicht sicher voneinander zu unterscheiden sind. Die Therapie richtet sich nach den Schweregraden:

Schweregrad I: bellender Husten, kein inspiratorischer Stridor
Schweregrad II: hörbarer inspiratorischer Stridor
Schweregrad III: inspiratorischer Stridor, thorakale Einziehungen
Schweregrad IV: Stridor, Atemnot mit stärksten thorakalen, subkostalen und suprasternalen Einziehungen

Die meisten Patienten bleiben im Stadium I und können deshalb zu Hause behandelt werden. *Feuchtigkeit,* z. B. durch Anstellen der Dusche im Badezimmer oder durch einen Kaltvernebler erzeugt, ist indiziert.

Stadium II: Wenn in Ruhe ein Stridor auftritt und trotz der obengenannten Maßnahmen persistiert, ist die Einweisung in ein Krankenhaus indiziert. Auch dann ist die Verabreichung von Feuchtigkeit das Mittel der ersten Wahl. Als nächstes erfolgt die Inhalation von *razemischem Adrenalin.* Diese Behandlung kann nach 1 – 2 Stunden erneut erforderlich sein und sollte deshalb nicht ambulant durchgeführt werden.

Wenn Feuchtigkeit und Adrenalin-Inhalation den Stridor beseitigen, so sind weitere Maßnahmen nicht erforderlich. Andernfalls ist eine intravenöse Infusion erforderlich und die Gabe von *Steroiden* indiziert.

Bei drohendem Übergang zu Stadium IV ist die Überwachung auf einer Intensivstation erforderlich.

Bei bestehendem Stridor beträgt das Restlumen im subglottischen Bereich, abhängig vom Alter des Kindes, nur 1 – 3 mm. Maßnahmen wie die Gabe von Chloralhydrat oder Gabe von Sauerstoff ohne *Intensivüberwachung* eines solchen Patienten sind gefährlich, da sie eine Besserung vortäuschen können, obgleich der Patient kurz vor der Dekompensation steht.

Über die rektale Applikation von Steroiden gehen die Meinungen auseinander. Sie ist bei Verdacht auf Vorliegen einer Epiglottitis kontraindiziert und beeinflußt bei einer Laryngotracheobronchitis den Krankheitsverlauf nicht entscheidend. Andererseits hat sie manchem Kind mit spasmodischem Krupp den Weg ins Krankenhaus erspart. Die Sicherheit dieser Therapie hängt von der Erfahrung und der Fähigkeit des Pädiaters ab, einen spasmodischen Krupp zu diagnostizieren und zu überwachen.

Literatur

1) S. Andrae, O. Axelson, B. Björksten, M. Frederiksson, N.-I. M. Kjellman: Symptoms of bronchial hyperreactivity and asthma in relation to environmental factors. Arch. Dis. Childh. 63 (1988) 473–478

2) F.W. Denny, T.F. Murphy, W.A. Clyde, jr., A.M. Collier, F.W. Henderson: Croup: An 11-Year Study in a Pediatric Practice. Pediatrics 71 (1983) 871–876

3) G. Koren, M. Frand, Z. Barzilay, S.M. MacLeod: Corticosteroid Treatment of Laryngotracheitis vs Spasmodic Croup in Children. Am. J. Dis. Child. 137 (1983) 944–944

4) J.A. Stankievicz and A. King Bowers: Croup and Epiglottitis: A Radiologic Study. Laryngoskope 95 (1985) 1159–1160

5) J. S. Wagener, L.I. Landau, A. Olinsky and P.D. Phelan: Management of Children Hospitalized for Laryngotracheobronchitis. Paediatr. Pulmonol. 2 (1986) 159–162

6) M. Zach, A. Erben, A. Olinsky: Croup, Recurrent Croup, Allergy and Airways Hyperreactivity. Arch. Dis. Childh. 56 (1981) 336–341

Bronchitis

von Christian Rieger

Je stärker um das Verständnis einer Erkrankung oder eines Symptoms gekämpft worden ist, desto verwirrender gestaltet sich die Terminologie. Dies trifft auch für die Bronchitis des Säuglings, des Kindes und des Jugendlichen zu. Am Anfang dieses Kapitels muß deshalb zunächst eine Klärung der Terminologie und der Symptomatik der Bronchitis stehen.

Eine Entzündung der Bronchien kann infektiös, hyperergisch oder toxisch bedingt sein. Die Möglichkeiten des Bronchialsystems, auf Infektionserreger, Gifte oder exogene Substanzen zu reagieren, bestehen in Schleimhautentzündung mit oder ohne Ödem, Hypersekretion sowie Spasmus der Muskulatur. Entzündung und Hypersekretion erzeugen Husten, der Bronchospasmus Atemnot. Zu welchem Auskultationsbefund diese Reaktionen führen, hängt vom Kaliber des Bronchus ab, in dem sie entstehen. Auskultationsbefunde werden deshalb durch drei Faktoren bestimmt, nämlich durch

- das Alter des Kindes
- das Ausmaß der Reaktion
  (nur Entzündung, Entzündung + Hypersekretion, Entzündung + Hypersekretion + Muskelspasmus
- den Ort der Reaktion (große Bronchien – Bronchiolen)

Die Tabelle 1 zeigt die entstehenden Möglichkeiten.

Tabelle 1

Auskultationsbefunde bei Bronchitis

Bronchiale Reaktion	Auskultationsbefund Alter < 1–2 Jahre	> 1–2 Jahre
Entzündung der Schleimhaut	kein Befund	kein Befund
Entzündung + Hypersekretion der		
– zentralen Bronchien (bis 6. Teilung)	exspirator. Giemen inspirator. RG	inspirator. RG
– peripheren Bronchien	feinblasige inspirat. RG, kein exspirator. Giemen	kein Befund, selten inspirator. feinblasige RG
Entzündung + Hypersekretion + Muskelspasmus der		
– zentralen Bronchien	vorwiegend exspirator. Giemen	exspirator. Giemen
– peripheren Bronchien	feinblasige inspirator. RG oder kein Befund	kein Befund

Das Fehlen jeglichen Auskultationsbefundes kommt vor allem bei der chronischen hyperreaktiven (asthmatischen) Bronchitis vor. Eine Auskultation vor oder unmittelbar nach dem Aufstehen kann bei solchen Patienten evtl. noch feuchte Rasselgeräusche erbringen, die nach dem ersten Hustenstoß verschwinden.

Entzündung und Hypersekretion erzeugen in den engen Bronchien des Säuglings noch eine hörbare Obstruktion, bei älteren Kindern höchstens noch inspiratorische Rasselgeräusche.

Bei Kindern jenseits des zweiten Lebensjahres sowie bei Jugendlichen ist eine hörbare Obstruktion dann vorhanden, wenn zu Ödem und Hypersekretion noch ein Muskelspasmus hinzukommt. Da es im Säuglingsalter meist nicht klar ist, wieweit ein Muskelspasmus überhaupt an einer Obstruktion beteiligt ist, sollten Begriffe wie spastische Bronchitis, spasmoide Bronchitis, asthmatiforme Bronchitis oder asthmoide Bronchitis der Vergangenheit angehören. Der Terminus obstruktive Bronchitis ist für alle Lebensalter die korrekte Bezeichnung, wenn im Rahmen einer Atemwegserkrankung Symptome einer exspiratorischen Obstruktion auftreten.

Wichtig für das Verständnis der Bronchitis sind die Begriffe der *zentralen und der peripheren Obstruktion.* Unter zentraler Obstruktion versteht man eine Verengung der großen Bronchien, also etwa bis zur 6. Bronchialteilung. Eine jenseits dieser Grenze entstehende Obstruktion bezeichnet man als periphere Obstruktion. *Die zentrale Obstruktion erzeugt auskultatorisch Giemen und Brummen. Die periphere Obstruktion macht während der Exspiration keine pathologischen Geräusche.* Während der Inspiration können besonders beim Säugling feinblasige Rasselgeräusche auftreten. Die periphere Obstruktion ist somit auskultatorisch häufig nicht zu diagnostizieren und kann zuverlässig nur durch die Lungenfunktion nachgewiesen werden. Bei deutlich vorhandener zentraler Obstruktion ist auskultatorisch nicht zu entscheiden, ob eine periphere Obstruktion gleichzeitig vorliegt.

Komplizierend für das Verständnis der Säuglingsbronchitis ist die Tatsache, daß der Übergang zu den peripheren Bronchien, d. h. der Punkt, an dem eine giemende Obstruktion in eine stumme Obstruktion übergeht, nicht klar definiert ist. Er liegt vermutlich viel weiter zum Bereich der zentralen Bronchien hin als bei älteren Kindern.

Akute – komplizierte – chronische Bronchitis

Fehlen oder Vorhandensein einer Obstruktion spiegeln den Schweregrad einer Brochitis wider, lassen aber nicht auf ihre Ätiologie schließen. Die Dauer einer Bronchitis ergibt dagegen wichtige Hinweise auf mögliche Ursachen. Je nach zeitlichem Verlauf unterscheidet man deshalb drei Bronchitisformen:

die akute Bronchitis

Sie ist in der Regel eine Viruserkrankung und dauert nicht länger als 14 Tage.

die komplizierte Bronchitis

Wenn eine Bronchitis länger als 14 Tage dauert, so muß mit einer bakteriellen Superinfektion gerechnet werden. Auch eine primäre

Mykoplasmenbronchitis kann länger dauern, nicht selten bis zu 6 Wochen.

die chronische Bronchitis

Nach der Festlegung der WHO setzt diese Diagnose Husten und Auswurf für mindestens drei Monate in zwei aufeinanderfolgenden Jahren voraus. Diese Definition ist im Kindesalter wenig hilfreich, weil Sputum meist verschluckt und als Symptom daher nicht gewertet werden kann. Außerdem würde die WHO-Definition eine Diagnose chronische Bronchitis im ersten Lebensjahr ausschließen.

Für den Pädiater gilt deshalb, daß ein über mindestens acht Wochen anhaltender Husten in der Regel mit der Diagnose einer chronischen Bronchitis gleichzusetzen ist.

Akute Bronchitis

Die akute Bronchitis wird durch eine Infektion des unteren (intrathorakalen) Atemtraktes hervorgerufen. Diese Krankheit befällt

- vorwiegend jüngere Kinder
- wird zu 90 % durch Viren oder Mykoplasmen hervorgerufen
- geht in 90 % der Fälle mit Fieber einher
- heilt in der Regel innerhalb von 14 Tagen auch ohne Therapie aus
- bietet ein Symptomspektrum, an dessen einem Ende produktiver Husten als einziges Symptom, an dessen anderem Ende hohes Fieber, exspiratorische Atemnot und ein schwer gestörtes Allgemeinbefinden sind.

Die akute Bronchitis hat vor allem deshalb Bedeutung, weil sie häufig mit *Symptomen einhergeht, die andere Organsysteme betreffen,* und weil zumindest die *schweren Verlaufsformen der akuten Bronchitis den Beginn einer Asthmaerkrankung bedeuten können.*

Erregerspektrum:

In einer Studie an über 6 000 Kindern mit Infekten der unteren Atemwege waren die Erreger zu *7 % Adenoviren, zu 12 % Influenzaviren, zu 35 % Parainfluenzaviren, zu 22 % RS-Viren, zu 9 % Enteroviren, Rhinoviren oder andere und zu 15 % Mycoplasma pneumoniae.* Während RS-Viren, Adenoviren und Parainfluenzaviren vorwiegend bei Kindern während der ersten 3–5 Lebensjahre gefunden wurden, blieb die Häufigkeit von Influenzainfektionen durch die gesamte Kindheit gleich. Mykoplasmeninfektionen fingen in der zweiten Hälfte des ersten Lebensjahres an und nahmen zum Schulalter an Häufigkeit zu.

RS-Virusinfektionen betreffen fast nur Säuglinge oder Kinder im zweiten Lebensjahr. Sie erzeugen in 98 % der Fälle eine Infektion des oberen Atemtraktes, d. h. Husten, Schnupfen und Fieber. In 2 % entwickelt sich eine Bronchitis, die sich mit Dyspnoe, Tachypnoe, feuchtblasigen Rasselgeräuschen und je nach Schwere mit Giemen oder mit stiller Obstruktion manifestiert. Für diese RSV-Infektion des Säuglings ist der Terminus Bronchiolitis üblich.

Streng genommen müßte diese Bezeichnung für Fälle reserviert sein, bei denen tatsächlich nur die Bronchiolen betroffen sind. Hier wäre eine stille Obstruktion mit Tachypnoe, Dyspnoe und inspiratorischen feinblasigen Rasselgeräuschen zu erwarten. Da eine Bronchiolitis aber in der Regel mit einer Entzündung auch der zentralen Bronchien einhergeht, ist in irgendeiner Phase der Erkrankung bei diesen Säuglingen fast immer auch Giemen zu hören. Die Bronchiolitis des Säuglings kann außer durch RS-Viren auch durch Adenoviren, Rhinoviren, Picornaviren, Influenza, Parainfluenza oder CMV ausgelöst werden.

Für den Pädiater ist die Frage wichtig, aus welchen Gründen ein kleiner Teil der Säuglinge im Gefolge einer RSV-Infektion oder auch einer anderen Virusinfektion eine schwere obstruktive Bronchitis entwickelt und was eine solche Krankheit prognostisch bedeuten kann.

Zwei Möglichkeiten werden diskutiert:

1. Die Ursache für die Infektion der Bronchien oder sogar des Lungenparenchyms liegt in einer besonderen Disposition des betreffenden Kindes, die auch dafür verantwortlich ist, daß weitere Episoden reversibler Obstruktion folgen.

Diese Theorie ist aus folgenden Gründen überzeugend:

Die Häufigkeit der obstruktiven Bronchitis des Säuglings und der Bronchiolitis ist bei Risikopopulationen ungleich viel höher als bei gesunden Kindern. *Sie befällt vor allem Kinder mit einem Atopierisiko, Kinder mit angeborenen Herzfehlern, ehemalige Frühgeborene sowie Patienten mit Immunmangel.* Ihre Entstehung wird weiterhin eindeutig durch Umweltfaktoren begünstigt, von denen Rauchen und Kochen mit offener Gasflamme am besten definiert sind.

2. Diese Theorie besagt, daß zunächst aus unbekannten Gründen eine obstruktive Bronchitis, d. h. eine Infektion des unteren Atemtraktes entsteht, wobei das Bronchialepithel durch die Viren so geschädigt wird, daß eine bronchiale Hyperreaktivität, evtl. auch eine manifeste Allergie entstehen kann und dadurch die Entwicklung eines Bronchialasthmas ausgelöst wird. Diese Theorie ist unbewiesen, steht aber nicht unbedingt im Gegensatz zur erstgenannten Theorie.

Wieweit eine sekundäre Schädigung durch RS-Viren eine Rolle spielt, ist derzeit Gegenstand der Forschung. Von praktischer Wichtigkeit ist jedoch, daß die *Diagnose einer obstruktiven Bronchitis im Säuglingsalter in jedem einzelnen Fall die Frage aufwirft, ob eine Atopieneigung vorhanden ist oder einer der sonstigen eben genannten Risikofaktoren eine Rolle spielen könnte.*

Tabelle 2

Die obstruktive Bronchitis und Bronchiolitis im Säuglingsalter betreffen vorwiegend: - Atopiker - ehemalige Frühgeborene - Patienten mit Herzfehlern - Patienten mit Immunmangel - Kinder rauchender Eltern

Therapie der Säuglingsbronchitis

Die medikamentöse Beeinflußbarkeit der obstruktiven Säuglingsbronchitis ist in den vergangenen 20 Jahren heiß diskutiert worden. Der gegenwärtige Stand dieser Diskussion läßt sich so zusammenfassen:

Ein Teil der Säuglinge mit einer obstruktiven Bronchitis („Bronchiolitis“) sprechen auf die Behandlung mit bronchodilatatorischen Substanzen an, wenn auch individuell in sehr unterschiedlichem Maß. Ein Behandlungsversuch ist deshalb in jedem Fall gerechtfertigt und indiziert, wobei die Reihenfolge der einzusetzenden Substanzen wie beim älteren Asthmatiker ist: β_2-Mimetika – Theophyllinpräparate – Steroide. Wichtig ist, daran zu denken, daß die Kinder aufgrund ihrer häufig sehr hohen Atemfrequenz Flüssigkeit verlieren, andererseits für die Verflüssigung des Sputums eine gute Hydrierung notwendig ist.

Für die kausale Behandlung der RSV-Bronchiolitis wurde in den Vereinigten Staaten 1986 das Virostatikum Vidarabin (Ribavirin®) zugelassen. Es ist bei uns bisher nur über internationale Apotheken zu erhalten.

Vidarabin ist sehr teuer und hat sich in Tierversuchen als teratogen und nephrotoxisch erwiesen. Die anfängliche Begeisterung für dieses Medikament ist daher inzwischen einer eher reservierten Haltung gewichen. Sein Einsatz wird derzeit nur für vital bedrohte Patienten empfohlen, d. h. für Kinder mit Immunmangel, schweren Herzvitien, schwerer bronchopulmonaler Dysplasie und bei drohendem Atemversagen.

Prognose der Säuglingsbronchitis

Es besteht heute kein Zweifel mehr daran, daß die obstruktive Bronchitis des Säuglings in vielen Fällen den Beginn einer Asthmaerkrankung darstellt. In wenigstens der Hälfte der Fälle kommt es zu Rezidiven, die zunächst im Rahmen weiterer Atemwegsinfekte auftreten, später häufig und zunehmend deutlicher auch mit Allergenkontakt verbunden sind.

Ob eine solche Entwicklung folgt und wie schwerwiegend sie verläuft, hängt einerseits von der *genetischen Disposition, andererseits von Umweltfaktoren* ab, die inzwischen definiert sind:

Rauchen der Eltern
Kochen mit Gas
Belastung der Außenluft mit Schadstoffen
feuchte Wohnung
feder- und felltragende Haustiere
Jahreszeit der Geburt

Vier dieser Faktoren können durch Eltern beeinflußt werden. Eine entsprechende Beratung, die spätestens beim weiteren Rezidiv eine Allergensanierung bezüglich Milben, Bettfedern und Matratze miteinbezieht, gehört deshalb zur Betreuung solcher Patienten hinzu.

Die komplizierte Bronchitis

Wenn Husten, verminderte Belastbarkeit und auskultatorische Phänomene über mehr als zwei Wochen persistieren, so kommen drei Möglichkeiten in Betracht:

1. Es handelt sich um eine *asthmatische Bronchitis,* die durch einen akuten Infekt ausgelöst wurde.
2. Es handelt sich um eine *Mykoplasmeninfektion.*
3. Die ursprünglich virale Bronchitis wurde sekundär *bakteriell superinfiziert.*

Der Befund einer Senkungserhöhung kann hier gelegentlich helfen, die Unterscheidung zwischen einer asthmatischen Bronchitis und einer bakteriellen Bronchitis zu treffen. Jeder Bronchoskopiker weiß jedoch, daß auch bei ausgeprägten eitrigen Bronchitiden systemische Entzündungszeichen fehlen können. Folgendes Vorgehen wird deshalb empfohlen: Wenn aufgrund der Anamnese (Allergien in der Familie, gleichzeitiges Bestehen von allergischer Rhinitis oder Ekzem, frühere Episoden von protrahiertem Husten) eine asthmatische Bronchitis wahrscheinlich wird, so ist ein Behandlungsversuch mit β_2-Mimetika oder Theophyllinpräparaten indiziert. Andernfalls ist eine antibiotische Behandlung am Platz. Hierfür eignen sich wegen der Häufigkeit von Mykoplasmeninfektionen vor allem Erythromycin (Erycinum®, Paediathromycin®) oder Josamycin (Wilprafen®), bei Jugendlichen über 8 Jahren Tetracyclin.

Chronische Bronchitis

Ein mehr als acht Wochen dauernder Husten zeigt fast immer eine chronische Bronchitis an und muß diagnostisch geklärt werden.

Die wichtigste Frage ist: Liegt eine *bronchiale Hyperreaktivität,* somit meist eine allergische Bronchitis vor? = *sehr häufig*

oder

Liegt eine Erkrankung vor, die zu einer *Abwehrschwäche* im Bereich des Bronchialsystems geführt hat? = *selten*

Die Differentialdiagnose dieser beiden Möglichkeiten ist in der Tabelle 3 dargestellt. Für den Pädiater ist es immer wieder wichtig,

Tabelle 3

Differentialdiagnose der chronischen Bronchitis

Hyperreaktivität	Abwehrschwäche
1. Allergische Bronchitis	1. Mukoviszidose
2. Hyperreaktivität ohne Atopie	2. anatomische Anomalien
	3. Bronchiektasen
	4. Fremdkörper
	5. Immunmangel
	6. Ziliendysfunktion
	7. Toxische Schleimhautschädigung

sich daran zu erinnern, daß anders als beim Erwachsenen die häufigste Ursache chronischen Hustens nicht eine chronische Infektion aufgrund geschädigter Abwehrmechanismen ist, sondern im Gegenteil eine überschießende Reaktionen auf Allergene oder auf Umweltreize wie Nikotin, kalte Luft oder Gaskochen. Diese häufigste Form der chronischen Bronchitis im Kindesalter ist dem Bronchialasthma eng verwandt. Von Autoren des angelsächsischen Bereiches wird sie in der Tat als leichteste Form des Bronchialasthmas angesehen, gewissermaßen als asthmatische Reaktion der Bronchialschleimhaut, ohne daß es zu einem Muskelspasmus kommt. Für diese Theorie sprechen eine Reihe von Befunden:

- Eine jahrelang bestehende perenniale oder saisonal auftretende Bronchitis kann in ein typisches Bronchialasthma übergehen.
- Zeichen der Obstruktion und klinisch manifeste Atemnot sind typisch für Episoden der Exazerbation einer chronischen Bronchitis.
- Kinder mit chronischer Bronchitis haben häufig allergische Stigmata wie Ekzem, Heuschnupfen, allergische Konjunktivitis und Erhöhung des Gesamt-IgE im Serum.
- Anamnestisch und labortechnisch lassen sich oft Hinweise für Allergien finden.
- Virale Infekte können Rezidive auslösen oder eine bestehende Symptomatik verschlimmern, d. h. wie beim Asthmatiker die bronchiale Reaktivität steigern.
- Lungenfunktionsuntersuchungen zeigen das Bestehen klinisch nicht apparenter Bronchialobstruktionen, zumal im Bereich der peripheren Bronchien.
- Die inhalative Provokation mit Histamin oder Acetylcholin zeigt in vielen Fällen eine bronchiale Hyperreaktivität.
- Unspezifische Reize wie Zigarettenrauch oder kalte Luft lösen Husten aus.

Diese Form der Bronchitis, ob allergischer Genese, „intrinsisch" oder infektbegünstigt, *spricht auf die gleichen therapeutischen Prinzipien an wie das Bronchialasthma.*

Bei Patienten, bei denen die obengenannten Kriterien zutreffen, ist es korrekt, von „asthmatischer Bronchitis", also einer Sonderform des Bronchialasthmas zu reden.

Die völlige Gleichsetzung von Asthma und hyperreaktiver Bronchitis erscheint derzeit jedoch problematisch, da sie keinen Raum für andere Konzepte läßt. So scheint z. B. eine Gruppe von Patienten zu existieren, deren chronischer Husten nicht durch eine allgemeine Entzündung, sondern durch eine Hyperreaktivität auf nicht immunologischer Basis beruht.

Von den Erkrankungen, die aufgrund einer Abwehrschwäche chronischen Husten erzeugen, sind die Mukoviszidose, die Immunmangelkrankheiten sowie das Syndrom der immotilen Zilien an anderer Stelle bzw. im vorhergehenden Band beschrieben worden.

An dieser Stelle soll auf anatomische Anomalien, Bronchiektasen und Fremdkörper eingegangen werden. In allen drei Fällen liegt die Ursache des Hustens im wesentlichen darin, daß ein *Sekretstau* entsteht, der zu einer Infektion führt. Dieser vermehrt wiederum die Sekretproduktion – es entsteht ein Circulus vitiosus. In allen Fällen kann eine hörbare Obstruktion entstehen.

Bei Fremdkörperaspirationen ist die Verlegung des Lumens jedoch meist so ausgeprägt, daß für die Erzeugung eines hörbaren Giemens nicht mehr genügend Luftströmung entstehen kann. An Fremdkörperaspirationen muß vorwiegend bei älteren Säuglingen und Kleinkindern gedacht werden. Das Aspirationsereignis kann häufig anamnestisch nicht eruiert werden. Die ungleiche Belüftung der beiden Lungenhälften, einseitige Überblähung und Mediastinalpendeln sind hilfreich, wenn vorhanden. Diese Symptome sind jedoch nicht obligat.

Trachealstenosen und Bronchialstenosen als Ursache eines chronischen Hustens zeigen die ausgeprägteste Symptomatik bereits im Säuglingsalter. Je nach Ausmaß der Stenose findet sich neben dem

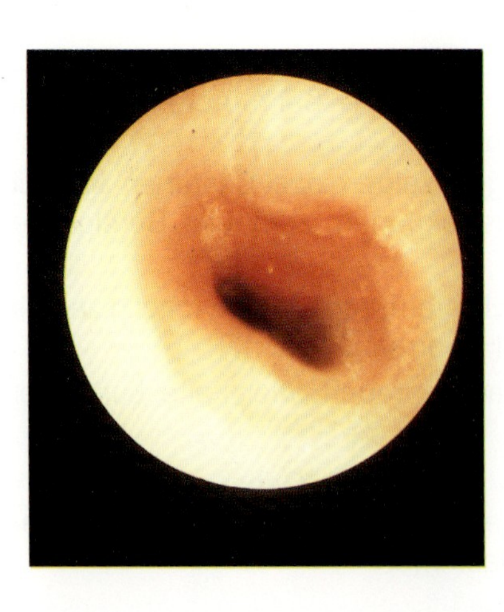

Abb. 1: Trachealstenose bei 13 Monate altem Säugling. Klinik: Geräuschvolle Atmung, Husten und Giemen wechselnder Intensität seit der vierten Lebenswoche. Ursache: Knorpeldysplasie. Trachealstenosen werden in der Regel klinisch dann relevant, wenn sich die Trachea während der Exspiration auf ein Restlumen von weniger als 25% der normalen Weite reduziert. Trachealstenosen, die auf einer Knorpeldysplasie beruhen, haben eine gute Prognose und verschwinden meist zwischen dem zweiten und dritten Lebensjahr.

Husten ein persistierendes oder ein rezidivierendes Giemen als Ausdruck einer exspiratorischen Obstruktion.

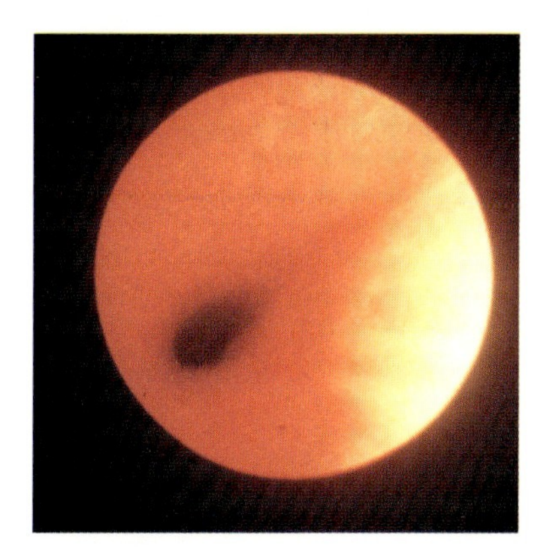

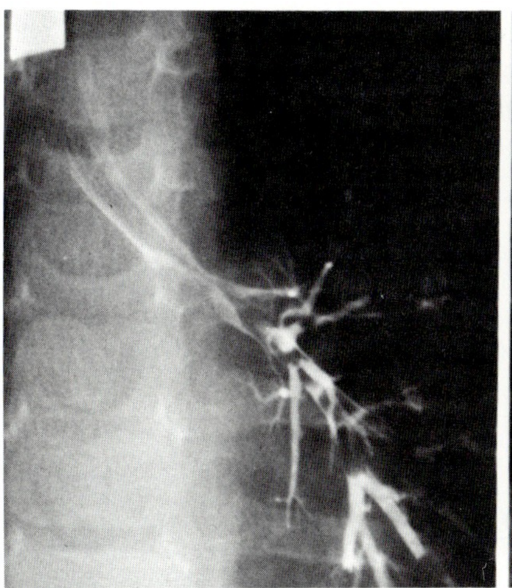

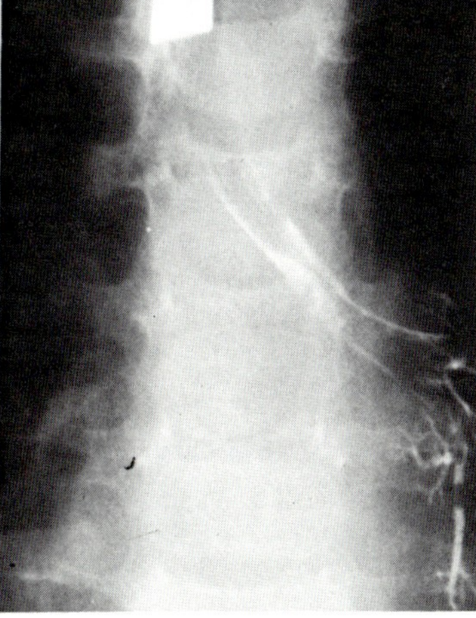

Abb. 2, 3: Stenose des linken Hauptbronchus, endoskopisch und röntgenologisch dokumentiert. Die Ursache der Stenose sind dysplastische Knorpel. Die häufigste klinische Manifestation sind persistierender Husten, persistierendes oder rezidivierendes Giemen. Der Verdacht auf eine solche Anomalie ergibt sich – wie bei der Trachealstenose – vor allem dann, wenn die Beschwerden in den ersten Lebensmonaten beginnen und wenn andere Risikofaktoren wie eine Allergieanamnese oder Nikotinabusus der Eltern nicht vorliegen. Diese Anomalie findet sich vor allem im Bereich des linken Hauptbronchus. Sie führt fast immer zu einem gleichmäßigen Giemen über beiden Lungen und kann deshalb weder klinisch noch röntgenologisch, sondern nur endoskopisch eindeutig diagnostiziert werden.

Sinubronchitis

Gleichzeitig mit einer chronischen Bronchitis findet sich oft eine Sinusitis. Beispiele sind die Mukoviszidose, das Kartagener-Syndrom oder die Hypogammaglobulinämie. Auch bei der asthmatischen Bronchitis findet sich häufig eine chronische Sinusitis. Wegen dieser Koinzidenz wurde der Begriff der Sinubronchitis geprägt, dem die Vorstellung zugrunde liegt, daß die Bronchitis Folge der chronischen Sinusitis sei.

Die in den Pharynx drainierte chronische Sekretion der Sinusitis und die resultierende chronische Rhinitis mit Beeinträchtigung der nasalen Atmung wirken sicher ungünstig auf eine chronische Bronchitis jedweder Genese. Umgekehrt zeigt der Nachweis von Röntgenkontrastmitteln in Nasenhöhlen im Gefolge von Bronchographien, daß auch chronisch infizierte Bronchien eine Beeinträchtigung der Nasennebenhöhlen nach sich ziehen können. *Die eigentliche Ursache für das gleichzeitige Bestehen von Bronchitis und Sinusitis liegt jedoch darin, daß die Anomalien des unteren Respirationstraktes auch im oberen Respirationstrakt existieren,* sei es das abnorme Sekret der Mukoviszidose, sei es das Fehlen des Zilienschlages, das Fehlen des sekretorischen IgA oder die hyperreaktive bzw. allergische Schleimhaut. Der Begriff der Sinubronchitits bezeichnet daher keine Krankheitseinheit, sondern nur ein Syndrom und trägt wenig zu einem verbesserten pathophysiologischen Verständnis bei.

Diagnostik

Wegen der großen Häufigkeit der asthmatischen bzw. der hyperreaktiven Bronchitis und der Seltenheit aller anderen differentialdiagnostisch zu erwägenden Krankheiten wird die praktisch orientierte Diagnostik zunächst darauf abzielen, *Kriterien für das Vorhandensein einer Allergie oder eines hyperreagiblen Bronchialsystems zu definieren.* In der Tabelle 4 sind die Punkte aufgeführt, die als Hinweise dienen können. Neben der Familienanamnese ist das Rauchen eines oder beider Elternteile als prädisponierender Faktor

Tabelle 4

Anamnese bei Patienten mit chronischer Bronchitis

Hinweise auf allergische bzw. hyperreaktive Bronchitis:
- atopische Erkrankung bei Eltern und Geschwistern
- saisonale Verschlimmerung
- Ekzem in frühen Jahren
- Rauchen der Eltern
- Kochen mit Gas
- Schadstoffbelastung der Außenluft

Hinweise auf Abwehrschwäche:
- Infektion anderer Organsysteme (Immunmangel)
- Malabsorption, weiche Stühle (CF)
- Aspirationsereignis
- chronisch verstopfte Nase (immotile Zilien)

Körperliche Untersuchung bei chronischer Bronchitis

Zeichen der Atopie:
- Nasale Querfalte (durch Nasenreiben bei Heuschnupfen)
- Lingua geographica (gehäuft bei Allergikern)
- Tränensäcke (Hinweise auf chronische Rhinitis)
- Ekzem
- blasse, geschwollene Nasenschleimhaut (Befund der allerg. Rhinitis)
- Grimassenschneiden (Reaktion auf juckende Nase)

Zeichen der Abwehrschwäche:
- Gedeihstörung (Malabsorption)
- Thoraxdeformierung (chronische Überblähung)
- Trommelschlegelfinger (Bronchiektasen)
- ungleichmäßige Belüftung
  (Fremdkörper, Tumor, selten b. Bronchusstenose)

Tabelle 5

Diagnostik der chronischen Bronchitis

Test	Pathologisches Ergebnis
1. Blutbild, BKS	Neutropenie, Lymphopenie: Immunmangel; Eosinophilie: Allergische Diathese
2. IgE, Phadiatop	Hinweis auf allergische Diathese
3. Röntgenbild	Hinweis auf Bronchiektasen, Fremdkörper, anatomische Fehlbildungen u. a.
4. Lungenfunktion	Hinweis auf Tracheal-, Bronchialstenosen, zentrale oder periphere Bronchialobstruktion
5. Tuberkulintest	Mykobakterielle Infektion
6. Schweißtest	Mukoviszidose
7. Immunglobuline A, G, M	Verminderung: Immunmangel; Vermehrung: Chronische Infektion
8. $Alpha_1$-Antitrypsin	$Alpha_1$-Antitrypsin-Mangel
9. Szintigraphie	Hinweis auf Bronchiektasen, angeborene oder erworbene Stenosen (Fremdkörper)
10. Bronchoskopie/-graphie, Bronchialbiopsie	Anatomische Fehlbildungen, Ziliendysmorphie
11. Mikroskopische Prüfung der Zilienfunktion	Ziliendysfunktion

für die Entstehung einer Hyperreaktivität eindeutig definiert. Eine immer noch wichtige Ursache häuslicher Luftverschmutzung ist das Kochen mit Gas. Auch die Schadstoffbelastung der Außenluft ist inzwischen als einer der Faktoren gezeigt worden, die chronische Entzündungen der Schleimhäute des Atemtraktes begünstigen.

Erst in zweiter Linie wird man nach Hinweisen auf eine Abwehrschwäche suchen.

Auch die körperliche Untersuchung ist zunächst darauf ausgerichtet, Zeichen einer Allergie, danach erst Zeichen einer möglichen Abwehrschwäche zu identifizieren.

Therapie

Die systematische Darstellung der Therapie einschließlich Verbesserung des Sekrettransportes, Inhalation, Vibrations-Klopfdrainagen, Antibiotikatherapie, Hyposensibilisierung und Kurmaßnahmen ist nicht das Ziel dieses Fortbildungsbandes (s. hierzu Literaturangabe Nr. 3). Die wichtigste Tatsache im Hinblick auf die allergische Bronchitis bzw. das hyperreaktive Bronchialsystem ist die Nähe zum Bronchialasthma. Die Therapie erfolgt deshalb nach genau denselben Richtlinien wie die Therapie des Asthma bronchiale und ist im Kapitel über Asthma ausgeführt.

Es muß bedacht werden, daß auch die asthmatische Bronchitis bakteriell superinfiziert werden kann. Bei akuten Exazerbationen muß deshalb geklärt werden, wieweit eine bakterielle Superinfektion im Bereich der Nebenhöhlen oder der Bronchien eine Rolle spielen kann. Die antibiotische Behandlung solcher Superinfektionen erfolgt nach den gleichen Prinzipien wie die Behandlung der bakteriellen Bronchitiden bei primären Abwehrstörungen.

Literatur

1) D.A. Conrad, J.C. Christenson, J.L. Wener, M.I. Marks: Aerosolized Ribavirin Treatment of Respiratory Syncytial Virus Infection in Infants Hospitalized during an Endemic. Pediatr. Infect. Dis. J. 6 (1987) 152–158

2) J.R. Groothuis, K.M. Gutierrez, B.A. Lauer: Respiratory Syncytial Virus Infection in Children with Bronchopulmonary Dysplasia. Pediatrics 82 (1988) 199–203

3) C.H.L. Rieger: Chronische Bronchitis im Kindesalter. Sozialpädiatrie 6 (1984) 312–321

Pneumonien

von Christian Rieger

Pneumonien als primäre Infektionen des Lungenparenchyms spielen auch heute noch eine wesentliche Rolle in der pädiatrischen Praxis. Die früher häufige typische Pneumokokkenpneumonie des Schulkindes ist allerdings zur Rarität geworden. Das gleiche gilt für Staphylokokken, Haemophilus influenzae und Streptokokken als Pneumonieerreger. Der Pädiater muß sich deshalb meist mit sog. atypischen Pneumonien beschäftigen, die ihren Namen zu Recht tragen:

- Fieber ist kein obligates Symptom
- Auskultationsbefunde fehlen häufig oder reflektieren lediglich eine gleichzeitig bestehende Bronchitis
- Blutbild, CRP und Senkung variieren selbst bei viraler Genese von normal bis „typisch bakteriell"
- die häufigsten Symptome, Husten und erschwerte Atmung, sind keine zuverlässigen Hinweise auf das Vorliegen einer Pneumonie, sondern können gerade beim jüngeren Säugling Ausdruck einer Bronchitis sein.

Es ist deshalb klar, daß die *Diagnose Pneumonie in vielen Fällen, zumal beim jungen Säugling, nur durch das Röntgenbild zu stellen ist.* Alle anderen Kriterien – Alter des Patienten, epidemiologische Situation, Anamnese, Auskultation oder extrapulmonale Manifestationen – können wertvolle Hilfen für die weitere Betreuung des Patienten sein. Sie sind ungenügend für eine sichere Diagnosestellung.

Altersverteilung

In der Tabelle 1 sind die wichtigsten Pneumonieerreger aufgeführt. Von den bakteriellen Erregern kommt Staphylococcus aureus prak-

Tabelle 1

Die wichtigsten Pneumonieerreger jenseits der Neugeborenenperiode

bis 6 Monate	bis 6 Jahre	über 6 Jahre
Chlamydia trachomatis		
Ureaplasma urealyticum		
Pneumocystis carinii		
CMV		
RSV	RSV	(RSV)
	Para-Influenza 1,3-V.	Para-Influenza 1,3
	Adeno-V.	Adeno-V.
	Influenza	Influenza
Staph. aureus	Hämoph. infl.	Mykoplasma hominis
S. pneumoniae	S. pneumoniae	S. pneumoniae
A-Streptokokken	A-Strebtokokken	M. tuberculosis
M. tuberculosis	M. tubercolosis	Chlamydia psittaci
	Staph. aureus*	

*90 % in den ersten zwei Lebensjahren

tisch nur bis zum zweiten Lebensjahr vor, Haemophilus influenzae bis zum sechsten Lebensjahr. Streptococcus pneumoniae (Pneumococcus) betrifft alle Lebensabschnitte. Mit großem Abstand die häufigsten Pneumonieerreger sind RS-Viren sowie Influenzaviren, bei Schulkindern Mycoplasma pneumoniae.

Bei Säuglingen unter sechs Monaten gibt es ein Pneumoniesyndrom, das erst seit wenigen Jahren bekannt ist und vor allem durch Fieberfreiheit sowie durch das häufige Vorkommen einer Konjunktivitis gekennzeichnet ist. Erreger sind *Chlamydien, Ureaplasma urealyticum, Pneumocystis carinii oder Cytomegalievirus.*

Bakterien als sekundäre Pneumonieerreger sind nach RSV-Pneumonien oder Parainfluenzapneumonien selten. Sie kommen eher bei älteren Kindern und Erwachsenen im Gefolge von Masern, Windpocken, Influenza oder Adenoviruspneumonien vor. Weiterhin spielen sie eine Rolle im Zusammenhang mit Fremdkörperaspirationen, bei der atelektatischen Pneumonie des Asthmatikers sowie bei Abwehrschwächen. In diesen Situationen, also bei sekundären Pneumonien, gilt die typische Altersbezogenheit der Staphylokokken und des Haemophilus influenzae nicht mehr. Dies ist zum einen auf die häufig veränderte Immunitätslage zurückzuführen, zum anderen darauf, daß sich die Altersbeschränkung für Haemophilius influenzae-Bakterien nur auf die invasiven, d. h. kapselhaltigen bzw. typisierbaren Stämme bezieht. Nicht typisierbare Haemophiliusstämme spielen auch in der Erwachsenenmedizin, vor allem bei Patienten mit chronischer Bronchitis und Bronchiektasen, eine wichtige Rolle. Im Kindesalter sind sie für 95 % der Haemophilus-Otitiden verantwortlich.

Epidemiologie

Der Beginn der RSV-Saison ist typischerweise der November, Häufigkeitsgipfel und gleichzeitig meist Ende der Saison ist der Februar. Influenzaepidemien ereignen sich typischerweise ebenfalls in den Wintermonaten, Mykoplasmen können jederzeit zu Endemien führen. Ein zwölf Monate alter Säugling, der im Dezember mit einer Pneumonie erkrankt, hat also in aller Wahrscheinlichkeit eine RSV-Infektion. Die Pneumonie eines Schulkindes während der Sommerzeit ist mit größter Wahrscheinlichkeit durch Mykoplasmen bedingt.

Klinik

Die Anamnese hilft, eine typische Pneumonie mit akutem Beginn von einer atypischen Pneumonie zu unterscheiden. Sie gibt Hinweise darauf, daß eine Pneumonie möglicherweise die Verschlimmerung oder auch Superinfektion einer schon länger bestehenden Bronchitis bildet.

Bei afebrilen Pneumonien des frühen Säuglingsalters ist es hilfreich zu erfahren, daß bereits wenige Tage nach der Geburt eine Konjunktivitis begonnen hat. Es ist allerdings gezeigt worden, daß die *Säuglingskonjunktivitis in Verbindung mit der nicht fieberhaften Säuglingspneumonie keineswegs nur auf Chlamydien beschränkt* ist. Auch andere Erreger wie Ureaplasma urealyticum oder Cytomegalievirus können eine Konjunktivitis erzeugen.

Im Falle von Mykoplaseminfektionen ist es wichtig zu wissen, daß diese Erreger eine sehr hohe Infektionsrate innerhalb von Familien und Wohngemeinschaften besitzen. Mykoplasmen werden auch nach überstandener Krankheit, selbst nach erfolgreicher antibiotischer Behandlung, noch lange Zeit ausgeschieden.

Auskultation

Die sichere Diagnose einer kindlichen Pneumonie durch Auskultation ist zur Ausnahme geworden. Dies hängt zum einen mit der Seltenheit der typischen Lobärpneumonie zusammen, zum anderen damit, daß selbst solche Pneumonien bei kleinen Kindern anfangs schwierig zu hören sind und häufig nur ein abgeschwächtes Atemgeräusch erzeugen. *Atypische Pneumonien sind meist interstitiell. Auskultationsbefunde ergeben sich daher im wesentlichen aus den begleitenden Bronchitiden.* Darüber hinaus sind feinblasige Rasselgeräusche bei Säuglingen häufiger Ausdruck einer Bronchiolitis als Ausdruck einer Pneumonie. Lediglich die Mykoplasmenpneumonie des Schulkindes kann auch als lobäre Infiltration auftreten und erzeugt dann die typischen Befunde: anfangs ein abgeschwächtes Atemgeräusch, nach 1–2 Tagen Dämpfung und feinblasige Rasselgeräusche.

Sonstige Pneumoniezeichen

Tachypnoe, anstoßende Atmung, Blässe, flacher Puls sind beim älteren Kind typische Pneumoniezeichen, kommen dort jedoch nur bei schweren Pneumonien vor. Beim Säugling helfen sie nicht, die schwierige Unterscheidung zwischen einer schweren Bronchitis und einer Pneumonie zu treffen.

Indikation für eine antibiotische Therapie

Bei Kindern zwischen drei Monaten und sechs Jahren ist bei Vorliegen einer Pneumonie eine virale Genese so wahrscheinlich, daß eine antibiotische Therapie nicht routinemäßig indiziert ist.

Antibiotika sollten in der Behandlung einer Pneumonie eingesetzt werden

- wenn der Patient stark beeinträchtigt wirkt
- wenn Blutbild, CRP oder Senkung auf eine bakterielle Genese hinweisen
- bei Kindern unter drei Monaten
- bei Verdacht auf eine Abwehrschwäche

- bei Schulkindern, die Symptome einer Mykoplasmenpneumonie aufweisen
- bei sekundären Pneumonien.

Die Klinik und Therapie der klassischen Lobärpneumonie ist in den Lehrbüchern der Pädiatrie ausführlich behandelt und soll nicht Gegenstand dieses Bandes sein. Es scheint dagegen angebracht, die wichtigsten Charakteristika der Chlamydienpneumonie sowie der Mykoplasmenpneumonie zu besprechen.

Die Chlamydienpneumonie

Die Erreger der Einschlußkörperchen-Konjunktivitis wurden wahrscheinlich bereits durch die Kreuzritter ins Abendland gebracht. Sie wurden 1907 durch Halberstetter und von Provazek erstmals als Chlamydozoaceae bezeichnet. Später wurden sie fälschlicherweise als Viren klassifiziert und Begriffe wie Bedsonien und Trachom-Einschluß-Konjunktivitis-Erreger wurden gebraucht. Seit über 20 Jahren ist es nun klar, daß es sich um Bakterien handelt und daß es zwei Arten von Chlamydien gibt, *Chlamydia trachomatis und Chla-*

Tabelle 2

Clamydia-trachomatis-Pneumonie

Infektionsquelle
- Genitaltrakt der Mutter

Inkubation
- Konjunktivitis ab 1. Lebenstag, 50 % in den ersten 5 Tagen
- Pneumonie 3. – 13. Lebenswoche

Epidemiologie
- 4 – 13 % der Mütter besiedelt
- 14 : 1 000 Lebendgeborene: Konjunktivitis
- 8 : 1 000 Lebendgeborene: Pneumonie

Klinik
- Tachypnoe
- Husten
- Knisterrasseln
- kein Fieber
- Konjunktivitis in ca. 50 %

Labor
- BSG > 30 mm/Std.
- Eosinophilie

Röntgen
- diffuse Infiltrate
- peribronchiale und herdförmige Verdichtungen

Therapie
- Erythromycin, Sulfamethoxazol-Trimethoprim für 10 Tage

Prognose
- gut

Diagnose
- direkter Immunfluoreszenznachweis
- Gewebekultur
- Serologie

mydia psittaci. Chlamydia trachomatis ist in unserem geographischen Bereich im wesentlichen für Infektionen des Genitaltraktes verantwortlich, so für Urethritiden, Zervizitiden, Salpingitiden, Epididymitiden sowie Entzündungen der Bartholinischen Drüsen.

Die Infektion des Säuglings geschieht während der Geburt. Ihre Inzidenz steht in unmittelbarer Beziehung zur Häufigkeit der Chlamydieninfektion innerhalb einer bestimmten Bevölkerungsgruppe und diese wiederum hängt von dem Grad der Promiskuität ab. Geschätzt wird, daß 4–13 % der Mütter besiedelt sind, daß *14 von 1 000 lebend Geborenen eine Chlamydienkonjunktivitis entwickeln und 8 von 1 000 lebend Geborenen eine Pneumonie.* Die Konjunktivitis ist eitrig und durch das Vorhandensein der bekannten Einschlußkörperchen in den Granulozyten gekennzeichnet. Sie tritt in der Regel nach etwa einer Woche auf, kann jedoch bereits in den ersten zwei Lebenstagen vorhanden sein.

Die Chlamydienpneumonie wurde 1975 erstmals durch Marc Beem und Evelyn Saxon beschrieben. In dieser Serie hatten 60 % der Pneumoniefälle gleichzeitig eine meist milde Konjunktivitis.

Der Zeitpunkt der Diagnosestellung liegt meist im Alter von sechs Wochen. Die typischen Symptome können jedoch bis zu einem Alter von maximal sechs Monaten auftreten. Die Kinder sind afebril und in der Regel in gutem Zustand. Auffällig ist eine *Tachypnoe, ein ausgeprägter Husten, der gelegentlich keuchhustenartig, manchmal sogar mit Erbrechen einhergehen* kann. Bei der Untersuchung findet sich inspiratorisch ein *Knisterrasseln,* nur selten auch exspiratorisches Giemen.

Labor

Typisch ist die *Eosinophilie* im Blutbild sowie die *Erhöhung von IgG und IgM.* Die Diagnose erfolgt durch den direkten Nachweis der Chlamydien aus Konjunktivalsekret oder Nasenrachensekret mit Hilfe der Immunfluoreszenz. Weitere Nachweismöglichkeiten sind die Gewebekultur und die Serologie. Die Therapie erfolgt entweder mit Trimethoprim-Sulfamethoxazol oder mit Erythromycin über zwei Wochen.

Differentialdiagnose

Nachdem die klinischen Charakteristika der Chlamydienpneumonie beschrieben worden waren, ergaben weitere Untersuchungen, daß auch andere Erreger ein ähnliches, vor allem durch Fieberfreiheit gekennzeichnetes klinisches Bild erzeugen können: Dies sind vor allem Ureaplasma urealyticum, Pneumocystis carinii sowie Cytomegalievirus. Die ersten beiden Erreger sprechen ebenfalls auf Trimethopim-Sulfamethoxazol an. Bemerkt werden sollte weiterhin, daß diese Erreger auch in der Lage sind, eine Konjunktivitis zu erzeugen, so daß eine klinische Differenzierung der Erreger dieser Pneumonieform nicht möglich ist.

Chlamydia psittaci

Dieser Erreger ist als Ursache der Papageienkrankheit bekannt. Bis vor wenigen Jahren wurde angenommen, daß eine Übertragung nur von infizierten Tieren auf Menschen erfolgt. Aufgrund sehr konsequenter Quarantänemaßnehmen ist die Psittakose deshalb in den meisten Ländern zur ausgesprochenen Rarität geworden. Inzwischen wurde jedoch ein neuer Stamm von Chlamydia psittaci entdeckt, das sog. *TWAR Agens* (TWAR bezeichnet den Ort der ersten Isolierung: TW für Taiwan, AR für acute respiratory disease). *Dieses Agens wird von Mensch zu Mensch übertragen* und konnte für eine Epidemie verantwortlich gemacht werden, die sich in Finnland 1978 abspielte. Befallen waren hauptsächlich junge Erwachsene; die Klinik entsprach der Klinik der Mykoplasmenpneumonie. Alle Fälle hatten einen milden Verlauf, nur ein Patient wurde wegen Fieber und eines Erythema nodosum in stationäre Behandlung aufgenommen.

Mykoplasmenpneumonie

Der Erreger, Mycoplasma pneumoniae, wird durch Tröpfchen von Mensch zu Mensch übertragen, wobei innerhalb von Familien, Wohngemeinschaften und Militäreinheiten eine hohe Infektiosität beobachtet wurde. Diese Pneumonie findet sich vor allem bei Schulkindern und jungen Erwachsenen. In dieser Altersgruppe ist sie für 50–75 % aller Pneumonien verantwortlich. *Mykoplasmen können Symptome im Bereich des gesamten Respirationstraktes einschließlich Mittelohr, Nasennebenhöhlen und Larynx erzeugen.* Ein Infekt der oberen Atemwege geht der Mykoplasmenbronchitis und Mykoplasmenpneumonie deshalb häufig voraus. Die Klinik der eigentlichen Pneumonie wurde in einer größeren Serie untersucht, der Anteil der einzelnen Symptome ist in der Tabelle 3 angegeben. Mykoplasmeninfektionen können bis zu sechs Wochen dauern, sind aber von ihrer Gesamtprognose her gutartige Erkrankungen. Das Besondere an diesen Infektionen ist die Tatsache, daß eine Anzahl extrapulmonaler Manifestationen beobachtet werden kann, die in Zusammenhang mit einer Pneumonie oder auch isoliert auftreten können und die häufig zunächst an andere Erreger denken lassen. Diese Manifestationen sind ebenfalls in der Tabelle zusammengestellt.

Die Therapie der Mykoplasmenpneumonie erfolgt mit Erythromycin oder Josamycin, bei Kindern über 8 Jahren auch mit Tetrazyklin. Die Wirksamkeit der antibiotischen Behandlung steht inzwischen außer Frage, allerdings können trotz erfolgreicher Behandlung Mykoplasmen bis zu sechs Wochen lang ausgeschieden werden.

Prognose der Säuglingspneumonie

Die ursprüngliche Annahme, daß das Syndrom der fieberfreien Säuglingspneumonie im wesentlichen eine gutartige Erkrankung sei, hat sich leider nicht bestätigt. Aus der im Jahre 1982 veröffentlichten Gruppe von 205 Kindern starben zunächst zwei, später weitere fünf. Rezidivierende Bronchialobstruktionen traten bei 46 %, persistierende Anomalien im Röntgenbild bei 15 % und eine pathologische Lungenfunktion bei 15 von 25 getesteten Patienten auf.

Tabelle 3

Mykoplasmenpneumonie

Infektionsquelle

Tröpfchen (Mensch-zu-Mensch-Übertragung)

Inkubation

1 – 3 Wochen

Epidemiologie

hohe Infektiosität innerhalb von Familien, Wohngemeinschaften, Militäreinheiten
Nachweis des Erregers bis 6 Wochen nach Erkrankungsbeginn
Pneumonieerreger bei 50 – 75 % der Pneumonien des Schulkindalters

Klinik

zunehmender Husten	100 %
Fieber	80 %
Krankheitsgefühl	36 %
Schnupfen, Halsschmerzen	26 %
Bauchschmerzen, Erbrechen	32 %
Exanthem	9 %
Knisterrasseln	26 %
trockene RG	14 %
Bronchialatmen	12 %
Otitis media	12 %

Extrapulmonale Manifestation

Stevens-Johnson-Syndrom
Meningitis
hämolytische Anämie
Polyneuritis
Arthritis
Hepatitis
Pankreatitis
Myokarditis

Labor

BSG stark erhöht
Kälteagglutinin > 1 : 64 in 33 – 76 %
Leukozytenzahl normal

Diagnose

4facher Anstieg des AK-Titers im Serum

Röntgen

kein typischer Befund:
interstitielle Veränderungen
alveoläre, segmentale, lobäre Infiltrate
fleckige Infiltrate

Therapie

Erythormycin, Josamycin, Tetrazyklin

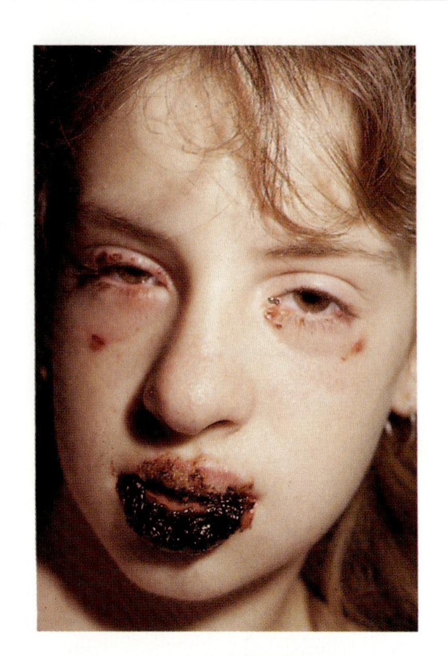

Abb. 1, 2: Das Stevens-Johnson-Syndrom ist eine typische Komplikation einer Mykoplasmeninfektion. Der Befall im Bereich von Haut-/Schleimhautgrenzen sowie die charakteristischen Hautläsionen machen die Diagnose leicht. Andere Ursachen wie Herpesviren oder Medikamente müssen jedoch differentialdiagnostisch mitbedacht werden.

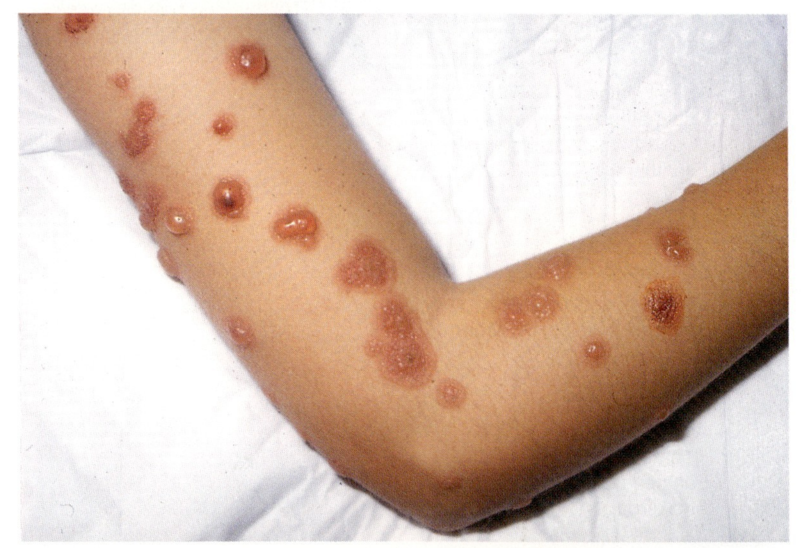

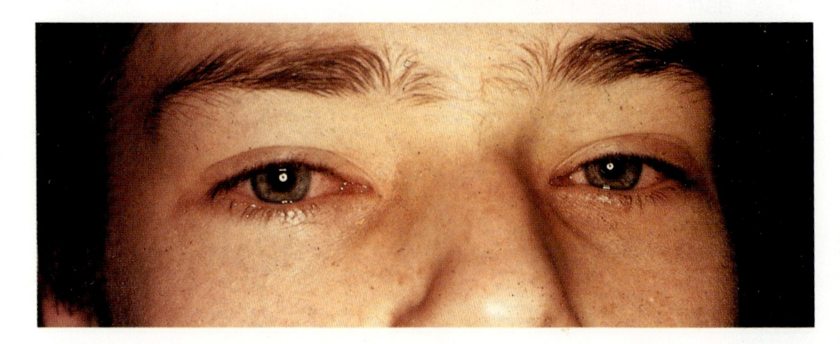

Abb. 3, 4, 5: Konjunktivitis und Stomatitis ohne Befall der äußeren Haut bei einem zwölfjährigen Patienten mit Mykoplasmenpneumonie (Titeranstieg von 1:16 auf 1:256). Keine Entzündung

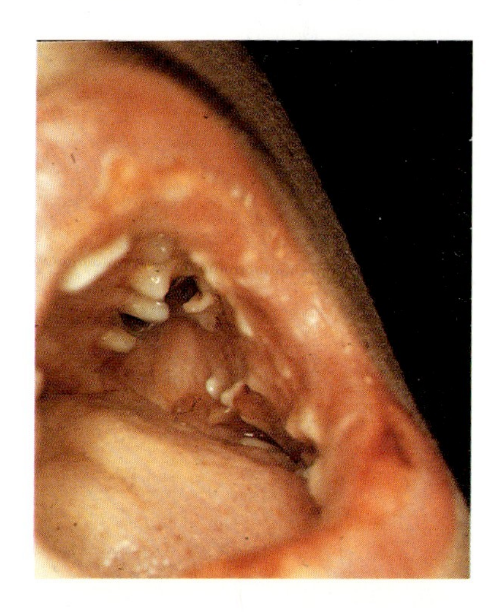

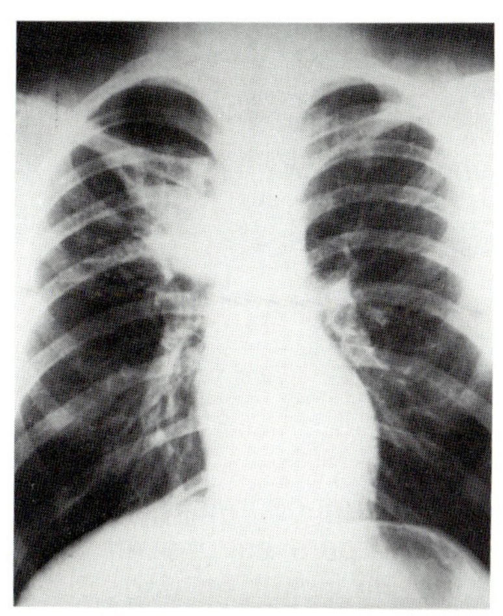

im Bereich des Orificium urethrae oder des Anus.

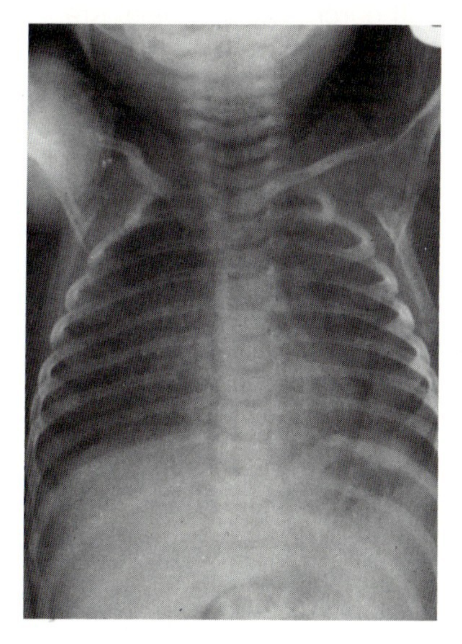

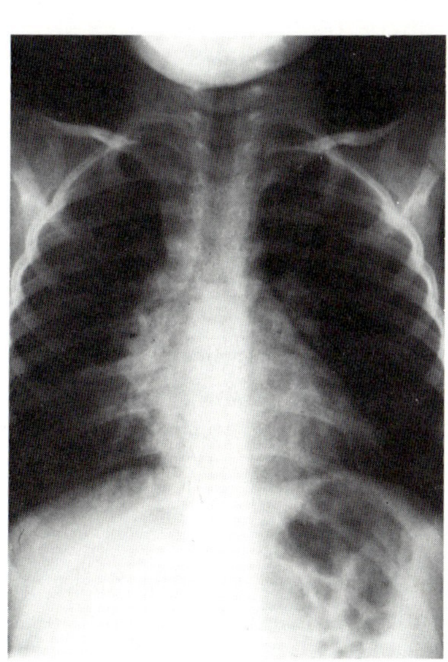

Abb. 6, 7: Fünfjähriges Mädchen, das wegen rezidivierender bronchialer Obstruktionen überwiesen wurde. Keine familiäre Belastung bezüglich Asthma, Ekzem, Heuschnupfen oder sonstiger allergischer Phänomene. In der eigenen Anamnese im Alter von drei Monaten kulturell und serologisch nachgewiesene Zytomegalie-Pneumonie (Abb. 6). Seitdem persistierende Infiltration im Bereich des rechten Mittellappens (Abb. 7). Bronchographisch Bronchusdeformationen, keine Bronchiektasen. Immunologische Untersuchung: Normales Blutbild, IgG, IgM und IgA im Normbereich, Immunglobulin G-Subklassen: Normalwerte für IgG_1, IgG_2 und IgG_3, kein Nachweis von IgG_4; normaler zellulärer Immunstatus. Diagnose: Nicht allergisches Asthma bronchiale im Gefolge einer frühkindlichen CMV-Pneumonie, IgG_4-Mangel.

Literatur

1) D.M. Brasfield, S. Stagno, R.J. Whitley, G. Clond, G. Cassell, R.E. Tiller: Infant Pneumonitis Associated With Cytomegalovirus, Chlamydia, Pneumocystis, and Ureaplasma: Follow up. Pediatrics 79 (1987) 76–83

2) H.H. Hennemann, R. Ganser: Mykoplasma-Pneumonien: Vorkommen – Klinik – Immunologie. Deutsches Ärzteblatt 40 (1983) 42–49

Pathophysiologie obstruktiver Atemwegserkrankungen

von Uwe Schauer

Haut, Magendarmstrakt und Atemwege bilden die Kontaktflächen des Körpers zu unserer Umwelt. Während wir die Haut durch Kleidung schützen und uns das Essen in der Regel aussuchen können, sind wir darauf angewiesen, die Luft, die uns umgibt, einzuatmen. Schon immer war die Luft durch Staub, Pollen, Krankheitserreger, Kälte und Trockenheit belastet. In unserer Zivilisation kann nur einem kleinen Teil der Menschen durch Klimaanlagen saubere Luft zur Verfügung gestellt werden. Für den größten Teil der Menschen hat sich die Situation durch eine höhere Schadstoffbelastung eher verschlechtert. Die Aufgabe, *die Alveolen mit gesäuberter, angewärmter und wasserdampfgesättigter Luft zu versorgen, haben die Atemwege und der Bronchialtrakt.* Um diese Aufgabe bewältigen zu können, unterliegt der Bronchialtrakt dem regulativen Einfluß des Nervensystems, des Immunsystems und hormoneller Einflüsse. Der Aufbau des Atemtrakts sowie unser heutiges Wissen über die Regulationsmechanismen sollen im folgenden kurz dargestellt werden.

Anatomie

Schon im oberen Atemtrakt, Nase, Mundhöhle und Larynx, erfolgt eine erste Reinigung und Anfeuchtung der Luft. Beim Säugling bildet die Nase bis zu *50 % des Gesamtatemwegswiderstandes.* Zum unteren Atemtrakt gehören die Trachea und der Bronchialbaum, der schließlich nach 15–20 dichotomen Teilungen mehrere hundert Millionen Alveolen belüftet.

Es ist sinnvoll, den Bronchialtrakt in einen zentralen und einen peripheren Teil zu unterteilen. Wie Abbildung 1 zeigt, bildet der zentrale Anteil zusammen mit dem oberen Atemtrakt normalerweise etwa 90 % des Atemwegswiderstandes, während der periphere Anteil nur 10 % des Atemwegswiderstandes bildet. Dies ist dadurch zu erklären, daß der Einzeldurchmesser einer Bronchiole zwar um Größenordnungen kleiner ist als der Durchmesser der Trachea, der Gesamtdurchmesser aller Bronchiolen aber um ein Vielfaches größer. Der Gesamtdurchmesser ist für die Höhe des bronchialen Widerstandes entscheidend. *Funktionell stellen die zentralen Atemwege also die engste Stelle des Bronchialtrakts dar.* Deshalb ist es

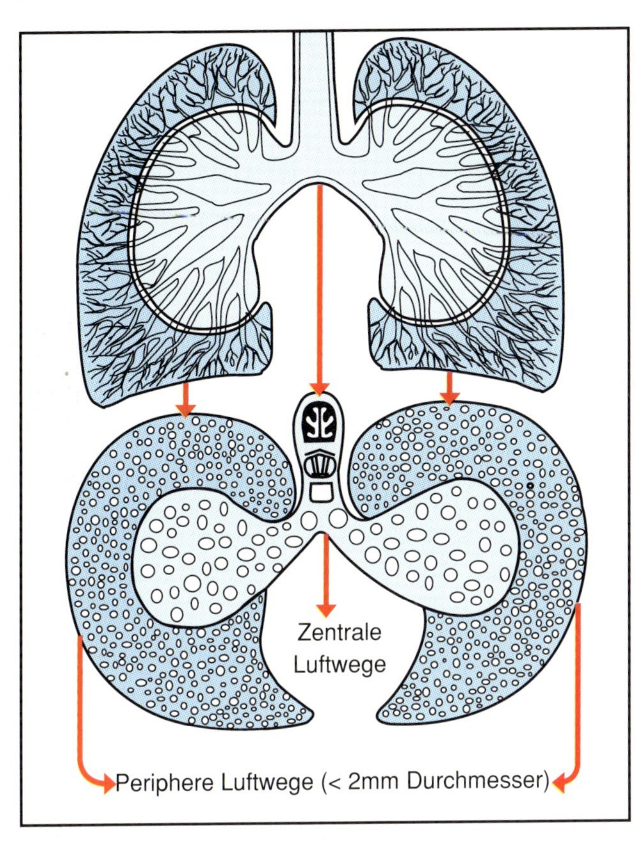

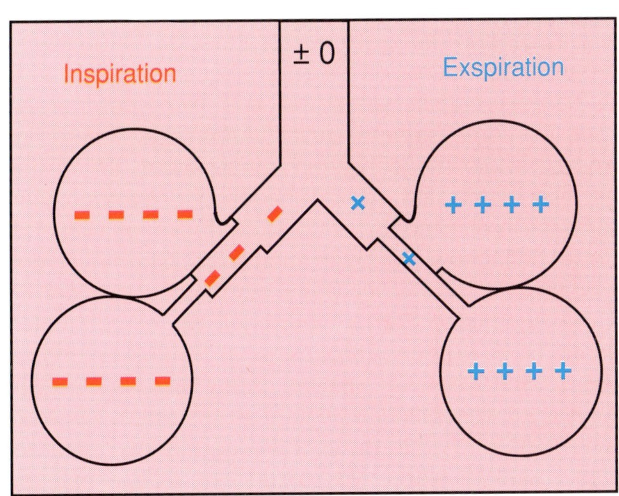

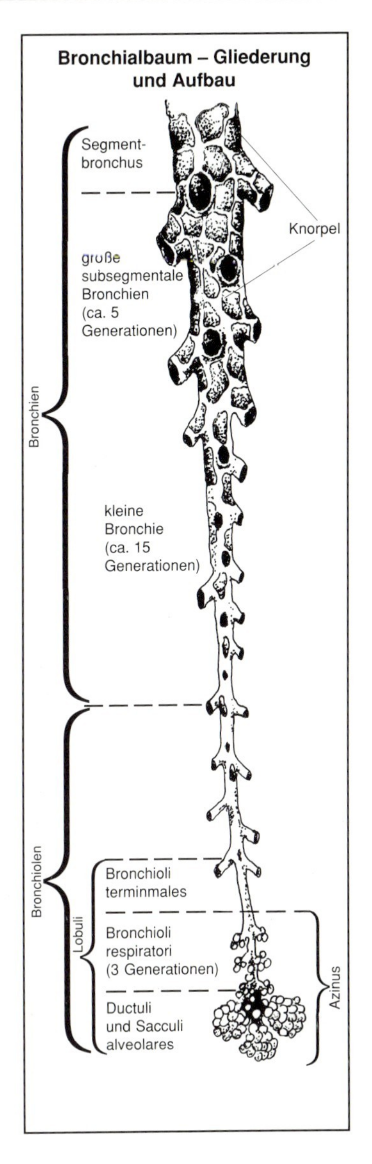

Abb. 1:
Die zentralen Atemwege bilden 90 % des Atemwegswiderstandes, während die peripheren Atemwege aufgrund ihres großen Gesamtdurchmessers nur für 10 % des Atemwegswiderstandes verantwortlich sind.

Abb. 2:
Die zentralen Atemwege werden durch Knorpel offengehalten.

Abb. 3:
Bei hohem Expirationsdruck kollabieren die Bronchiolen.

nicht verwunderlich, daß die zentralen Atemwege durch Knorpel offengehalten werden (Abb. 2). Diese Knorpel sind in der Trachea zunächst hufeisenförmig angeordnet, um dann in den großen Bronchien eine ringförmige Form anzunehmen und in den kleineren Bronchien eher plattenförmig verteilt zu sein. Eine Instabilität der Knorpel, die Tracheomalazie, kann durch Kollaps der großen Bronchien zu lebensbedrohlichen Situationen führen. Die Atemwege, die mit keinem Knorpel versehen sind, nennen wir Bronchiolen. Sie gehören zu den peripheren Atemwegen. Bei der Einatmung werden die Bronchiolen durch das Druckgefälle zwischen Bronchiolen und den umgebenden Alveolen offen gehalten, so daß Luft ungehindert in die Alveolen eindringen kann. Bei der Ausatmung aber muß der Druck in den Alveolen höher sein als der bronchioläre Druck. Normalerweise reicht die geringe Wandstabilität der Bronchiolen dennoch aus, um dem transmuralen Druck bei der Ausatmung zu widerstehen. Eine Obstruktion der Bronchien erhöht den erforderlichen alveolören Ausatemdruck so stark, daß die Bronchiolen von außen komprimiert werden (Abb. 3). Dieser Ventilmechanismus ist für die Überblähung bei chronischen Asthmatikern verantwortlich.

Im gesamten Bronchialtrakt findet sich Muskulatur. In der Trachea befinden sich glatte Muskelfasern an der Pars membranacea. Sie sind zwischen den Enden der hufeisenförmigen Knorpel aufgespannt. Die weiteren Bronchien werden ringförmig von Muskulatur umsponnen. In den Bronchiolen nimmt die Muskulatur schließlich eine gitterförmige Struktur an. Die Muskulatur liegt im submukösen Gewebe zusammen mit einem relativ dichten Gefäßnetz, die Durchblutung ist zum Anwärmen der Luft und zur Flüssigkeitsregulation notwendig, weiterhin befinden sich im submukösen Gewebe Nervenfasern des *parasympathischen sowie des nicht adrenergen nicht cholinergen Nervernsystems (NANC).* Adrenerge Fasern finden sich zumindest in der menschlichen Lunge kaum. Zellen des Immunsystems, wie Mastzellen, Makrophagen und Lymphozyten haben normalerweise ihren Standort auch im submukösen Gewebe, einige dieser Zellen befinden sich jedoch auch an der Oberfläche des Epithels. Das Epithel sitzt auf einer Basalmembran und bildet im Bronchialtrakt die eigentliche Barriere zwischen der eingeatmeten Luft und dem Inneren des Körpers. Das Epithel ist damit ein wichtiger Bestandteil des Atemtrakts, von dessen Integrität die Funktion wesentlich abhängt. Im wesentlichen besteht es aus einem Flimmerepithel. Die Flimmerhärchen, die durch Dyneinarme im Zellkörper der Epithelzellen verankert sind, schlagen in einem regelmäßigen Rhythmus in Richtung auf den Nasen-Rachen-Raum und befördern so ständig eingedrungene Fremdkörper aus der Lunge heraus. Die Fremdkörper werden im Schleim eingesponnen, der Schleim wird von Becherzellen des Epithels gebildet. In den oberen Anteilen des zentralen Atemtrakts wird zusätzlich Schleim durch submuköse Drüsen gebildet. Daneben hat das Epithel die Aufgabe, den Verlust von Flüssigkeit bei der Atmung zu begrenzen und den Zugang von Reizstoffen zu den in das Epithel eingebetteten *„Irritant Rezeptoren"* und freien Nervenenden zu regulieren. Außerdem wird durch einen vom Epithel abgegebenen relaxierenden Faktor die Muskulatur des Atemtraktes weitgestellt.

Schutzreflexe des Bronchialsystems

Husten

Der wohl am häufigsten einsetzende Schutzreflex des Atemtraktes ist der Husten. Zu Husten kommt es immer dann, wenn die in das Epithel eingebetteten „Irritant Rezeptoren" und freien Nervenenden gereizt werden. Dieser Reiz kann durch Fremdkörper auf mechanische Weise oder aber durch Reizgase, die eine chemische Irritation hervorrufen, ausgelöst werden. Zusätzlich werden die sensiblen Nervenenden durch Entzündungsprozesse gereizt. Aktivierte Zellen des Immunsystems zerstören das Epithel und legen damit die nervalen Rezeptoren frei. Außerdem erhöhen die Entzündungsmediatoren die Empfindlichkeit der sensiblen Nerven für andere Reize, und bei starker Mediatorausschüttung kommt es dann zum Hustenreiz selbst.

Die afferenten Signale werden über den Nervus vagus zum Stammhirn geleitet und von dort auf die efferenten Schenkel des Nervus vagus umgeschaltet, der den relativ komplexen Bewegungsablauf beim Husten auslöst. Hier, im zentralen Nervensystem, befindet sich der Angriffspunkt von hustendämpfenden Substanzen wie Kodein. Beim Husten selbst kommt es zu einer tiefen Einatmung. Damit werden die zentralen Atemwege gedehnt. Bei der folgenden ruckartigen Ausatmung werden die der Schleimhaut anhaftenden Schleimteile und Fremdkörper nach oben geschleudert. *Der Hustenreflex ist also nur sinnvoll, wenn genügend Schleim im Atemtrakt vorhanden ist.*

Bronchokonstriktion

Die Bronchokonstriktion hat die Aufgabe, die Belüftung der Lunge zu regulieren. Dabei kommt es einmal darauf an, die Lunge vor zuviel kalter, trockener Luft zu schützen, zum anderen, ein ausgewogenes Verhältnis zwischen Durchblutung und Belüftung der einzelnen Lungenareale aufrechtzuerhalten und eingedrungene Krankheitserreger möglichst lokal in einem kleinen Lungenabschnitt einzuschließen. Eine ungehinderte Belüftung von infizierten Lungenabschnitten würde zu einer weiteren Ausbreitung der Erreger über die Luftwege beitragen. Die Bronchokonstriktion besteht aus mehreren zeitlich gestaffelten Reaktionen (Tab. 1). Der Ablauf dieser Reaktionen ist am besten in seiner pathologisch übersteigerten Form bei Patienten mit einer saisonalen Allergie in der pollenfreien Saison untersucht worden (Abb. 4). Bei diesen Probanden ist vor Provokation die Lungenfunktion normal. Inhalieren sie das betreffende Allergen, kommt es innerhalb von 10–20 Minuten zu einem deutlichen Anstieg des Atemwegswiderstandes. Diese Bronchokonstruktion hält in der

Asthma bronchiale · chronische Bronchitis

Jetzt ist die Inhalation so einfach wie noch nie

laden

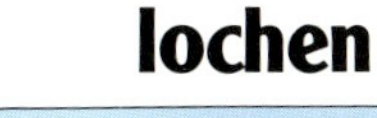

inhalieren

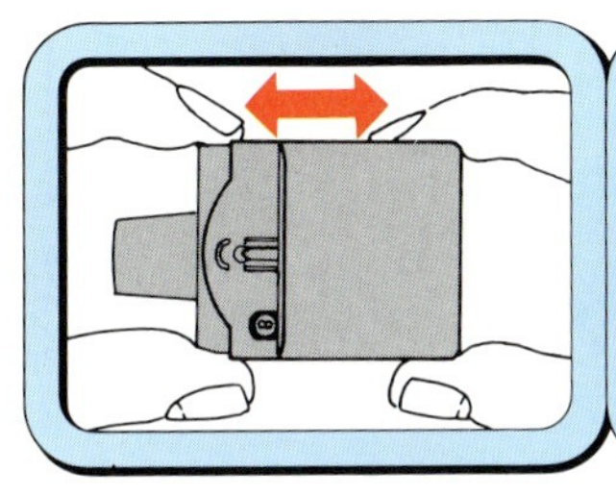

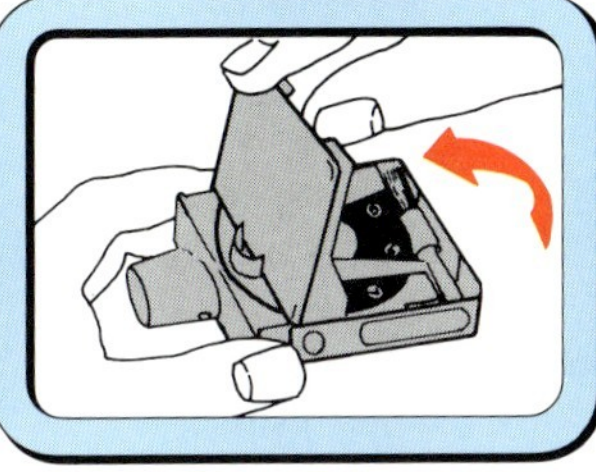

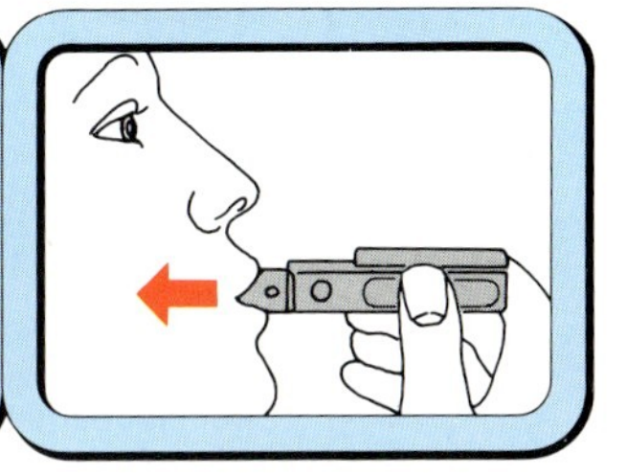

So verordnen Sie

Sultanol®
Rotadisk + Diskhaler

Erst-Verordnung:

Sultanol® Rotadisk 200
+ Diskhaler
Sultanol® Rotadisk 400
+ Diskhaler

Folge-Verordnungen:

Sultanol® Rotadisk 200
Sultanol® Rotadisk 400

Glaxo GmbH · 2060 Bad Oldesloe ·
Sultanol Rotadisk 200/400 + Sultanol Diskhaler

Zusammensetzung: Sultanol Rotadisk 200: Eine Einzeldosis enthält in 25 mg Pulver 0,24 mg Salbutamolsulfat, entsprechend 0,2 mg Salbutamol. Sultanol Rotadisk 400: Eine Einzeldosis enthält in 25 mg Pulver 0,48 mg Salbutamolsulfat, entsprechend 0,4 mg Salbutamol.
Anwendungsgebiete: Bronchospasmus bei Asthma bronchiale aller Typen, chronische Bronchitis.

Gegenanzeigen: Hypersensibilität gegen Sultanol Präparate. Die Anwendung in der Schwangerschaft, vor allem im ersten Trimenon, ist besonders sorgfältig abzuwägen. Bei folgenden zusätzlichen Erkrankungen ist die Anwendung besonders sorgfältig abzuwägen bzw. sind die Patienten laufend ärztlich zu überwachen: Hyperthyreose, idiopathische hypertrophe subvalvuläre Aortenstenose, tachykarde Arrhythmie, Hypertonie und unausgeglichene diabetische Stoffwechsellage.
Nebenwirkungen: Muskeltremor, Unruhegefühl, periphere Gefäßerweiterung, leichter Anstieg der Herzfrequenz, Herzklopfen und Kopfschmerz. Gegenmittel bei Überdosierung sind kardioselektive Beta-Rezeptorenblocker. Es sollte jedoch beachtet werden, daß diese Substanzen bei empfindlichen Patienten schweren Bronchospasmus auslösen können.
Wechselwirkungen mit anderen Mitteln: Die bronchospasmolytische Wirkung kann bei gleichzeitiger Anwendung von anderen Beta-2-Sympathomimetika oder Theophyllinen erhöht sein.

Dosierung: Dosierung und Art der Anwendung müssen dem Einzelfall angepaßt werden. Soweit vom Arzt nicht anders verordnet, gelten folgende Dosierungsrichtlinien: Akuter Bronchospasmus oder anfallsweise auftretende Atemnot: Sultanol Rotadisk 200: 1 – 2 x 1 Inhalation für Erwachsene. 1 x 1 Inhalation für Kinder. Sultanol Rotadisk 400: 1 x 1 Inhalation für Erwachsene. Verhütung von Anstrengungsasthma: Sultanol Rotadisk 200: 2 x 1 Inhalation für Erwachsene. 1 x 1 Inhalation für Kinder ab 3 Jahren. Sultanol Rotadisk 400: 1 x 1 Inhalation vor der Anstrengung für Erwachsene. Dauerbehandlung oder Verhütung von Bronchospasmen: Sultanol Rotadisk 200: 3 – 4 x täglich 2 Inhalationen für Erwachsene. 3 – 4 x täglich 1 Inhalation für Kinder ab 3 Jahren. Sultanol Rotadisk 400: 3 – 4 x täglich eine Inhalation für Erwachsene. Hinweis: Es muß umgehend ärztlicher Rat eingeholt werden, falls wegen Verschlechterung des Krankheitszustandes die bronchialentkrampfende Wirkung einer Dosis, die vorher ausreichend lang andauerte, nur noch für weniger als 3 Stunden anhält.
Art der Anwendung: Sultanol Rotadisk 200/400 ist ausschließlich zum Inhalieren mit dem Sultanol Diskhaler bestimmt.
Handelsformen und Preise: Sultanol Rotadisk 200 + Diskhaler DM 68,80. Sultanol Rotadisk 200 DM 44,60. Sultanol Rotadisk 400 + Diskhaler DM 77,70. Sultanol Rotadisk 400 DM 53,00. Anstaltspackungen. Apotheken-Verkaufspreise inkl. MwSt. 14 %. Stand: Februar 1988.

A SUSA 2/188

Glaxo Atemwegs-Therapeutika

Tabelle 1

Vergleich von bronchialer Sofortreaktion und Spätreaktion

	Sofortreaktion	Spätreaktion
Zeit		
Beginn	wenige Minuten	2 bis 4 Stunden
Maximum	15 Minuten (± 5)	5 bis 12 Stunden
Dauer	1 ½ Stunden (± ½)	bis zu mehrere Tage
nächtliches Asthma	+/–	+++
Bronchiale Hyperreaktivität	unbeinflußt	erhöht
Ursache der Obstruktion	glatte Muskulatur	Ödem der Bronchialschleimhaut
Durchmesser der beteiligten Bronchien	groß (FEV_1)	klein (FEF_{25})
Pharmakologische Beeinflußbarkeit		
Theophyllin	+	–
$\beta 2$-Mimetika	+	–
DNCG	+	+
Steroide	–	+

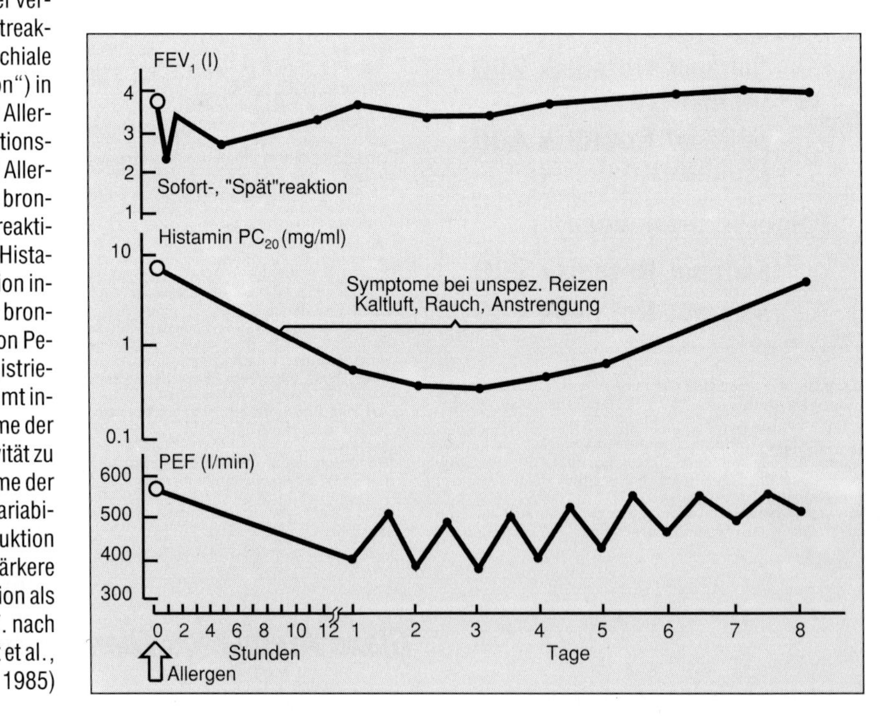

Abb. 4: (Oben) Allergen-induzierte Sofortreaktion mit nachfolgender verzögerter Sofortreaktion („bronchiale Spätreaktion") in der brochialen Allergen-Provokationsprobe. (Mitte) Allergeninduzierte bronchiale Hyperreaktivität gegen Histamin-Inhalation infolge dualer bronchialer Reaktion Peak-Flow-Registrierung: es kommt infolge Zunahme der Hyperreaktivität zu einer Zunahme der zirkadianen Variabilität der Obstruktion (morgens stärkere Obstruktion als abends) (z.T. nach Cockroft et al., 1985)

Regel nicht länger als 60 Minuten an. Sie ist durch die Inhalation von β2-Mimetika zu durchbrechen. Eine prophylaktische Inhalation mit DNCG-Präparaten verhindert das Auftreten der Reaktion. Die Tatsache, daß diese Reaktion rasch auftritt und auch ebenso rasch wieder durchbrochen werden kann, spricht dafür, daß hier hauptsächlich die Muskulatur beteiligt ist, die ihren Tonus rasch ändern kann. Bei einem Teil der Probanden kommt es nach einem freien Intervall *von 6 bis 12 Stunden zu einer erneuten Bronchokonstriktion,* die jedoch relativ langsam zunimmt und ebenso langsam wieder nachläßt. *Diese Reaktion kann durch die Inhalation von β2-Mimetika nicht durchbrochen werden, kann allerdings durch die Dinatriumchromoglykat (DNCG) haltigen Präparate verhindert werden. Im Unterschied zur Sofortreaktion sind in der Beseitigung der Spätreaktion Steroide wirksam.* Die langsame Zu- und Abnahme der Widerstandserhöhung bei der Spätreaktion spricht dafür, daß neben der Bronchokonstriktion Ödem und Schleimverlegung der Bronchien eine wesentliche Rolle spielen. Bronchiallavagen während der Spätreaktion haben gezeigt, daß sich im Atemtrakt vermehrt Entzündungszellen, vor allem Eosinophile, finden.

Eng mit der Spätreaktion vergesellschaftet ist die bronchiale Hyperreaktivität. Im Zustand der *bronchialen Hyperreaktivität* können alle Reize, die eine Früh- und Spätreaktion auslösen, schon in geringer Intensität wirksam werden. Aber auch die Inhalation von geringeren Dosen von Mediatoren, wie Histamin, Metacholin, Prostaglandin D oder Prostaglandin F2α, die beim Gesunden noch keine Reaktion auslösen, führen im Zustand der bronchialen Hyperreaktivität zu einer Bronchokonstriktion. Die bronchiale Hyperreaktivität läßt sich durch die Behandlung mit β2-Mimetika nicht beeinflussen, jedoch ist DNCG prophylaktisch und in besonderem Maße sind Steroide prophylaktisch und therapeutisch wirksam. *Induziert werden kann die bronchiale Hyperreaktivität nicht nur durch die Inhalation von Allergenen, sondern auch durch virale Infekte und die Inhalation von Reizgasen.* Daneben hängt das Ausmaß der bronchialen Reaktivität von der familiären Disposition sowie von Schädigungen der Lunge beim Neugeborenen, wie Mekoniumaspiration oder bronchialer Dysplasie, ab. Eine Reihe von Untersuchungen an großen Patientengruppen hat gezeigt, daß das Ausmaß der bronchialen Reaktivität gemessen an der Empfindlichkeit gegenüber Histamin, wesentlich besser mit dem Schweregrad des Asthmas korreliert, als das Ausmaß der Sofortreaktion. Deshalb ist die Entstehung und die Beeinflußbarkeit der bronchialen Hyperreaktivität in letzter Zeit zunehmend in den Mittelpunkt des Interesses gerückt.

Pathophysiologie der Organsysteme

Bronchialepithel

Das intakte Bronchialepithel hat in der gesunden Lunge eine wichtige Aufgabe. Einmal wird vom Epithel und seinen Ausstülpungen, den Schleimdrüsen, der Bronchialschleim gebildet. Zum anderen wird durch einen aktiven Transport von Chlorid der Flüssigkeitshaushalt reguliert. Dem aktiv transportierten Chlorid folgt ein passiver Transport von Wasser durch die „Tight junctions“, den Verbindungen zwischen den Epithelzellen. Dies ist für die Anfeuchtung der Atemluft wichtig. In den zentralen Atemwegen hat der Schleim, der dem Epithel aufliegt, eine gelartige Struktur und kann so bei der Einatmung Wasser relativ schnell an die Luft abgeben, bei der Ausatmung aber das sich niederschlagende Kondenswasser der sich abkühlenden Luft auffangen. Der gebildete Schleim wird mit Hilfe des *Zilienapparats* des Epithel glottiswärts befördert und entfernt so eingefangene Fremdkörper aus der Lunge. Gleichzeitig schirmt das Epithel eingelagerte Irritant Rezeptoren von Außeneinwirkungen ab und bildet eine erste Barriere des Abwehrsystems; erst, wenn sie überwunden ist, kommt es zur Antikörperbildung.

In letzter Zeit wird auf Grund von Tierexperimenten auch diskutiert, ob nicht das intakte Epithel ständig einen sogenannten „Epithelial derived relaxing factor“ abgibt. Dieser Faktor soll im Normalzustand auf die bronchiale Muskulatur einwirken und zu einer Tonusverminderung führen.

Adrenalin und synthetische β2-Sympathomimetika, die in der Lage sind, den Schluß der Tight junctions und damit den Zugang zu Irritant Rezeptoren und Immunzellen zu regulieren, können regulativ auf das Epithel einwirken. Fehlfunktionen des Epithels beruhen meistens auf einer Zerstörung des Zellverbandes. *So können bei allergischen Reaktionen aus Eosinophilen freigesetzte Proteine, Major basic protein und Eosinophil cationic protein, sowie Sauerstoffradikale zu einer Epithelzerstörung führen.* Auch bei Virusinfekten und bei Reizgasinhalationen wird das Epithel angegriffen. Ebenso könnte man sich vorstellen, daß die bronchiale Hyperreaktivität durch neonatale Lungenschädigungen auch auf einer langanhaltenden Epithelschädigung beruht.

Nervensystem

Der Bronchialtrakt unterliegt der Kontrolle des autonomen Nervensystems. Die sympathische Innervation des Bronchialtrakts ist spärlich. *Es finden sich jedoch sowohl im zentralen als auch im peripheren Bronchialtrakt zahlreiche β2-Rezeptoren.* Da bekannt ist, daß gerade die β2-Rezeptoren hauptsächlich auf das von der Nebenniere ausgeschüttete Adrenalin ansprechen und nicht auf das aus sympathischen Nervenenden ausgeschüttete Noradrenalin, müssen wir annehmen, daß die bronchusrelaxierende Wirkung des sympathischen Schenkels des autonomen Nervensystems durch zirkulierendes Adrenalin vermittelt wird. Ein weiterer Anhalt dafür ist die Tatsache, daß die bei erhöhter bronchialer Reaktivität beobachtete Zunahme des bronchialen Widerstandes während der Nacht mit einem Tal in der endogenen Adrenalinproduktion einhergeht.

Im Gegensatz zur sympathischen Innervation finden sich gerade *im zentralen Anteil des Bronchialtrakts eine dichte parasympathische*

Innervation, die jedoch zur Periphere hin abnimmt. Dieser Verteilung der Innervation entspricht der Verteilung der Acetylcholinrezeptoren auf Muskelzellen und schleimbildenden Zellen.

In den Ästen des Nervus vagus findet sich aber nicht nur die klassische parasympathische Komponente des autonomen Nervensytems, sondern es sind in den Nervenenden auch Transmitter einer in den letzten Jahren zunehmend stärker in den Mittelpunkt des Interesses gerückten dritten Komponente des autonomen Nervensystems lokalisiert. Dieses Nervensystem wird nicht adrenerg nicht cholinerg (NANC) genannt. Cholinerges und NANC Nervensystem sind so eng miteinander verbunden, daß sie zusammen beschrieben werden sollen.

Die efferenten Fasern des Nervus vagus kommen zentral aus dem Ganglion nodosum. Hier wird ihr Tonus durch zentrale Einflüsse und afferenten Signale des Vagus, die entweder aus der Lunge, aber auch aus anderen Organen kommen, moduliert. *Afferenzen aus dem Ösophagusbereich z. B. können so bei ösophagealem Reflux den Tonus der Bronchialmuskulatur beeinflussen.* Vom Ganglion nodosum ziehen die Nerven mit Ästen des Nervus vagus zu ihren Erfolgsorgangen (Abb. 5) und bilden ein submuköses Nervengeflecht. Die motorischen Endplatten enthalten Acetylcholin. Acetylcholinrezeptoren finden sich auf den Erfolgsorganen des Bronchialtraktes, der glatten Muskulatur und den schleimbildenden Zellen. Daneben finden sich in den gleichen Nervenenden auch NANC

Abb. 5: Cholinerges und NANC Nervensystem, efferenter Schenkel

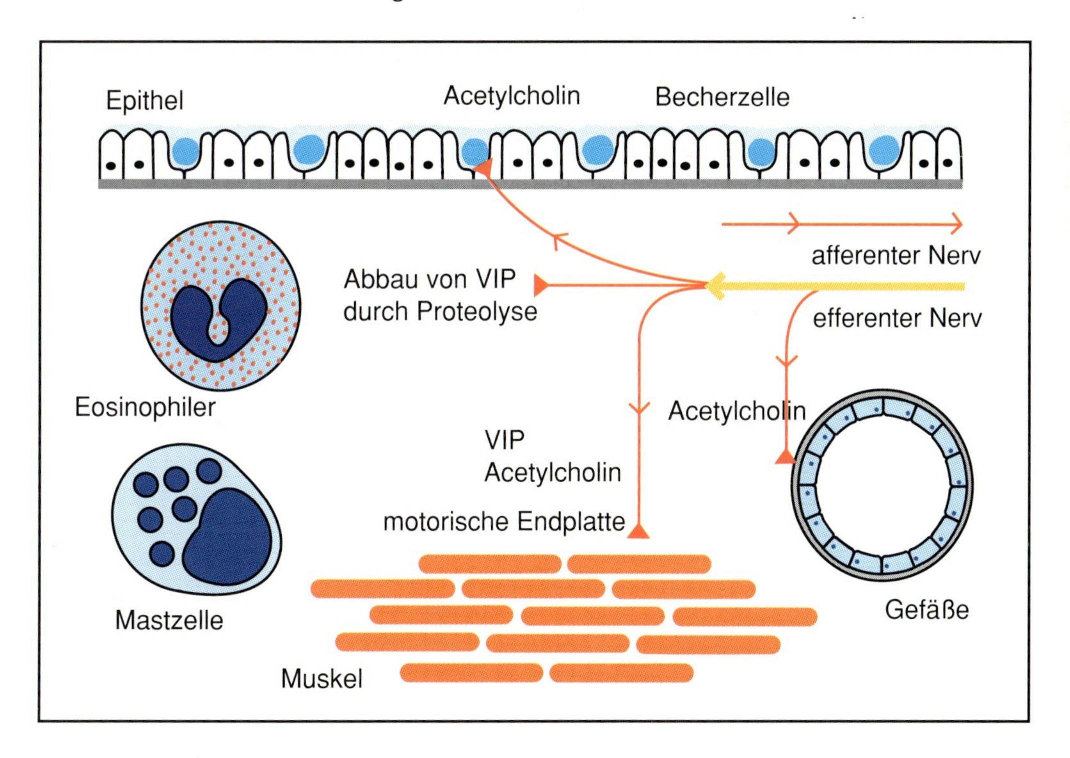

Transmitter. Besonders hervorzuheben ist hier das *Vasoactive intestinal peptide (VIP).* VIP hat im Gegensatz zu Acetylcholin, das zu einer Bronchokonstriktion führt, *eine bronchusrelaxierende Wirkung.* Es besteht deshalb die Vorstellung, daß VIP die zunächst durch das Acetylcholin eingetretenen Bronchokonstriktion nach einiger Zeit wieder antagonisiert. Bei VIP handelt es sich um ein Peptid, das bei einer bronchialen Entzündung durch proteolytische Einflüsse der eingewanderten Entzündungszellen gespalten werden kann. In diesem Falle übt das Acetylcholin allein die bronchokonstriktorische Wirkung aus, ohne von VIP antagonisiert zu werden.

Acetylcholin kann aber auch durch spezifische pharmakologisch eingesetzte Rezeptorantagonisten in seiner Wirkung gehemmt werden. Da der klassische Acetylcholinantagonist an Muskarinrezeptoren, das Atropin, zu starke systemische Nebenwirkung hat, wird in der Klinik bevorzugt das lokal applizierbare *Ipratropiumbromid* eingesetzt. Interessanterweise wirkt Ipratropiumbromid nicht bei allen Patienten mit obstruktiven Symptomen gleich. So wird berichtet, daß bei Erwachsenen Patienten mit einer eher entzündlich bedingten chronisch obstruktiven Lungenerkrankung (COPD) Ipratropiumbromid genauso gut wirkt wie β2-Mimetika, während bei Patienten mit einer allergisch bedingten Bronchokonstriktion β2-Mimetika weitaus besser wirken. Auch soll Ipratropiumbromid bei dem durch psychische Faktoren ausgelösten Asthma sowie Reflexasthma eine deutliche Wirkung zeigen. Für das Kindesalter liegen entsprechende Studien leider noch nicht vor.

Während Acetylcholin und VIP den efferenten Schenkel des N. vagus bilden, spielen auch die afferenten Fasern des Nerven eine wichtige Rolle, z. B. bei der Regulation des Bronchialtonus. Afferenzen gehen einmal von den sogenannten „Irritant Rezeptoren" aus, die durch schnell leitende markhaltige Fasern mit dem Zentralnervensystem verbunden sind. Daneben gibt es auch noch marklose langsam leitende C-Fasern (Abb. 6). Die C-Fasern verästeln sich im Epithel und in der bronchialen Submucosa. Ein Teil der Nervenenden ist unmittelbar in das Epithel eingebettet, so daß eine Epithelschädigung oder auch nur eine Weiterstellung der „Tight junctions" zu einer Erregung der afferenten Fasern führen muß. Hier werden mechanische und chemische Reize wirksam. Daneben sprechen die sensiblen Nervenenden aber auch auf Verschiebungen der Chloridkonzentrationen in der Bronchialschleimhaut an. Dieser Reiz spielt möglicherweise bei der Flüssigkeitsregulation eine entscheidende Rolle und kann durch kalte Luft, die bei der Erwärmung eine geringe spezifische Luftfeuchtigkeit hat, und durch schnell eingeatmete trockene Luft ausgelöst werden. Andere direkte Einflüsse auf die afferenten Rezeptoren werden durch Reizgase ausgeübt. Daneben spielen aber auch die indirekten Einflüsse eine entscheidende Rolle. Mediatoren, die aus Mastzellen, Makrophagen und Eosinophilen freigesetzt werden, insbesondere Histamin und die Prostaglandine, führen zu einer Erregung der afferenten Nerven und, auch wenn sie nur unterschwellig wirken, zu einem erhöhten Ansprechen auf andere stimulierende Reize.

Die schnell leitenden markhaltigen Fasern stellen eine Verbindung zum zentralen Nervensystem dar. Die sich aufzweigenden marklosen Fasern könnten jedoch zusätzlich auch eine Rolle bei der direkten Auslösung bei der Bronchokonstriktion und vermehrter Schleimbildung spielen. Ein von ihnen aufgenommener Reiz wird nämlich nicht nur direkt ins Zentrum weitergeleitet sondern breitet sich auch antidrom (gegenläufig) auf die zu den Endorganen ziehenden Äste dieses Nerven aus. An den Nervenenden befindet sich die *Substanz P,* ein Transmitter, der eine eindrucksvolle biologische Wirkung entfalten kann. Substanz P führt zu einer Bronchokonstriktion, einer vermehrten Schleimbildung und hat interessanterweise zugleich eine stimulierende Wirkung auf Zellen des Immunsystems. Ob dieser sogenannte Axonreflex beim Menschen wirklich eine Rolle spielt ist allerding noch unklar.

Immunsystem

Bei der Säuberung der eingeatmeten Luft spielt das Immunsystem eine herausragende Rolle. Normalerweise finden sich im submukösen Gewebe *B- und T-Lymphozyten* aber vor allen Dingen auch Makrophagen und Mastzellen. Die *Makrophagen und Mastzellen* finden sich auch im Bronchiallumen auf der Epitheloberfläche und haben so die Möglichkeit, sofort durch Phagozytose und Mediator-

Abb. 6: Afferenter Schenkel des autonomen Nervensystems

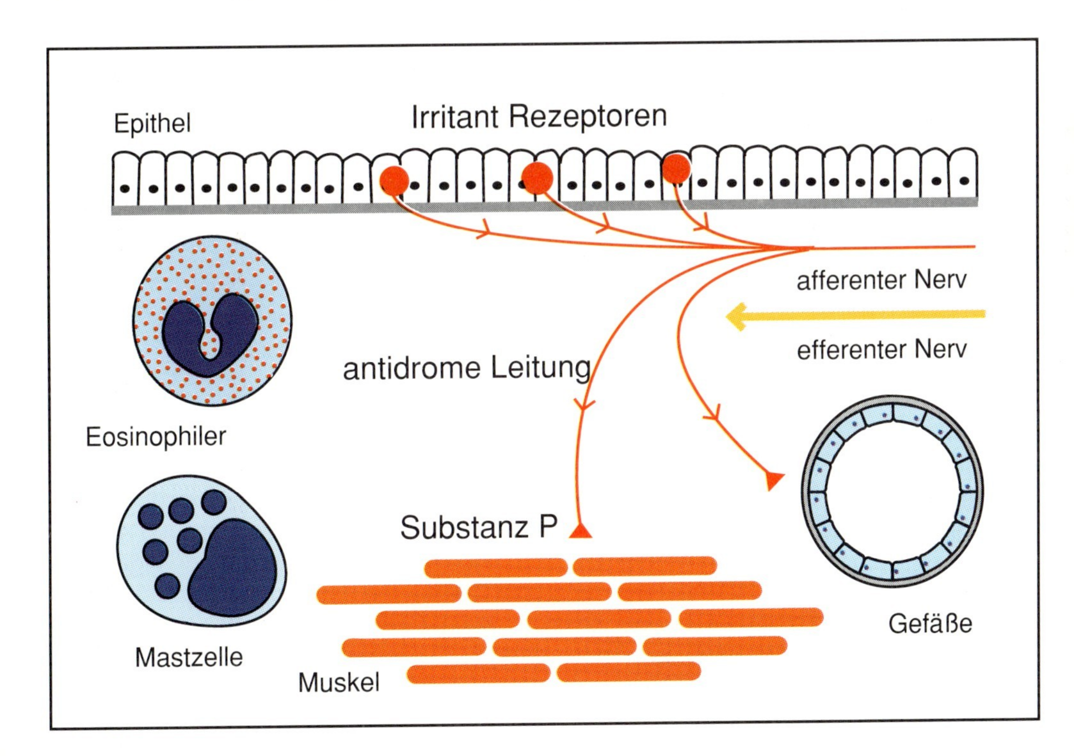

ausschüttung auf die eingedrungenen Fremdkörper zu reagieren. Die in die Schleimhaut eingelagerten B-Zellen und Plasmazellen sind an der Antikörperproduktion beteiligt. Dabei stehen sie über den Blutweg im Austausch mit den B-Zellen des Gastrointestinaltrakts. Während in den oberen Atemwegen hauptsächlich sekretorisches IgA gebildet wird, findet sich in der Peripherie zunehmend auch IgG. Wenn eine Atopieneigung vorhanden ist, kann es nach dem Erstkontakt mit einem in der Luft vorhandenen Allergen zur Bildung von IgE kommen. Die eingelagerten T-Zellen haben vor allem regulative Funktionen. Durch verfeinerte Analysemethoden ist in den letzten Jahren das Verständnis der Immunregulation gewachsen. Die Arbeiten zu den immunregulatorischen Störungen bei Atopie sind noch längst nicht abgeschlossen. Es ist allerdings jetzt schon klar, daß Atopiker einen partiellen Immundefekt haben, bei dem die Kontrolle eines phylogentisch alten, ursprünglich vielleicht zur Abwehr von Parasiten angelegten Zweiges des Immunsystems gestört ist. Offenbar liegt der Immundefekt in der lokalen Immunität, denn nur die Inhalation oder Ingestion von Allergen in niedriger Konzentration führt zur atopischen Immunantwort, während die parenteraler Verabreichung größerer Allergenmengen zu einer normalen Antwort führt. Dieses Phänomen nutzt man seit Jahrzehnten bei der Hyposensibilisierung.

Wahrscheinlich kommt es bei der pathologischen Reaktion aufgrund eines Ungleichgewichts der regulativen T-Zellen zu einer vermehrten Produktion der kürzlich charakterisierten Interleukine *Il-3, Il-4 und Il-5, die eine erhöhte IgE Synthese* und die Ausdifferenzierung von Mastzellen, Basophilen und Eosinophilen zur Folge hat. Seit langem ist bekannt, daß IgE allein in vitro keine eindrucksvolle Wirkung entfaltet sondern als zytophiler Antikörper an der Auslösung von zellulären Reaktionen beteiligt ist. Deshalb kann die Pathophysiologie der Atopie nur verstanden werden, wenn zelluläre Reaktionen in die Betrachtung mit einbezogen werden.

Pathophysiologie der bronchialen Reaktionen

Sofortreaktion

Mastzellen tragen hochaffine IgE Rezeptoren, die das IgE fest binden. Makrophagen und Eosinophile, aber zu einem geringen Teil auch B-Zellen, tragen niedrigaffine IgE Rezeptoren, die auch zu einer biologisch wirksamen, allerdings schwachen Bindung des IgE führt. Durch Vernetzung der an der Oberfläche gebundenen IgE Antikörper kommt es zu einer Zellaktivierung. Dies löst eine ganze Kaskade von Ereignissen aus. Im folgenden soll gezeigt werden, wie diese immunologischen Mechanismen mit den bereits weiter oben beschriebenen bronchialen Reaktionsformen zusammenhängen.

Die Sofortreaktion (Abb. 7) tritt nach 10–20 Minuten ein und hält bis zu einer Stunde an. Die für die Auslösung der Sofortreaktion entscheidende Zelle ist die Mastzelle. Die Mastzelle kann dabei durch verschiedene Mechanismen stimuliert werden. Klinisch von Bedeutung ist das IgE und eine osmotisch hypertone Umgebung, die im trockenen Milieu bei Kaltluftinhalationen und Hyperventilation entsteht. Die einmal stimulierte Mastzelle setzt verschiedene Mediatoren frei. Aus den Granula wird Histamin entspeichert. Histamin ist ein rasch wirkender Mediator, dessen Wirkung 10–20 Minuten anhält. Aus der Membran wird neu das Prostaglandin D2 synthetisiert; dieses Prostaglandin und seine Abbauprodukte bewirken eine Kontraktion der Bronchialmuskulatur für bis zu 45 Minuten und eine Sensibilisierung der afferenten Nerven. Das teilweise auf dem gleichen Stoffwechselweg hergestellte Leukotrien C4 und seine Abbauprodukte führen zu einer bis zu einer Stunde anhaltenden Bronchokonstriktion. *Die ausgeschütteten Mediatoren zusammen bewirken insgesamt also eine bis zu 60 Minuten anhaltende Bronchokonstriktion.*

Andere Mediatoren der Mastzellen haben ihre Hauptwirkung nicht direkt auf Nerven und Muskulatur sondern auf andere Zellen des Immunsystems. Immer deutlicher wird in letzter Zeit die Hauptwirkung des *Plättchenaktivierenden Faktors.* Dieser Faktor löst neben einer eher unbedeutenden, von Thrombozyten abhängigen Bronchokonstriktion eine starke Infiltration des Bronchus mit *segment-*

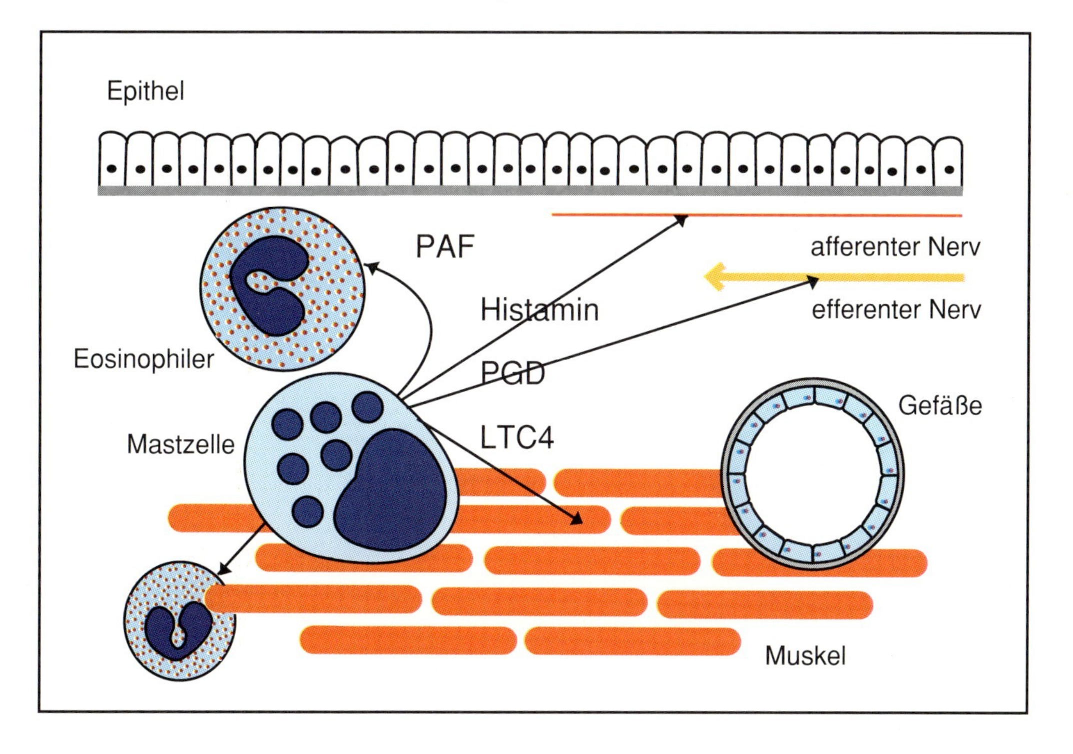

Abb. 7: Sofortreaktion. Plättchenaktivierender Faktor (PAF) wirkt chemotaktisch auf Eosinophile; Histamin, Prostaglandin D2 (PGD) und Leukotrien C4 (LTC4) führen zum Bronchospasmus und zur Sensibilisierung afferenter und efferenter Nerven.

kernigen Neutrophilen und Eosinophilen aus. Andere chemotaktische Faktoren wie *Eosinophil chemotactic factor* und *Neutrophil chemotactic factor* ergänzen die Wirkung von PAF.

Spätreaktion

Abb. 8: Spätreaktion. Plättchenaktivierender Faktor (PAF) führt zum kontinuierlichen Einstrom von Eosinophilen; zytoxische Proteine zerstören das Bronchialepithel und Leukotrien C4 (LTC4 ist für die vermehrte Schleimbildung, die Vasopermeabilitätserhöhung und die Kontraktion der Bronchialmuskulatur verantwortlich.

Die infiltrierenden Zellen, vor allem die Eosinophilen, bilden neben den Mastzellen den aktiven Teil des immunologischen Systems bei der bronchialen Spätreaktion und auch bei der Induktion der bronchialen Hyperreaktivität. Eosinophile sind in der Lage, nach Stimulation mit Allergen-IgE Komplexe erneut *Leukotrien C4* freizusetzen. Dieser Mediator, der auch bereits von Mastzellen freigesetzt wird, und seine Abbauprodukte sind biologisch hochaktiv und sind möglicherweise für die die Spätreaktion begleitende langsam einsetzende Bronchokonstriktion, das begleitende Schleimhautödem, die vermehrte Schleimbildung und auch für eine Einschränkung der Zilienfunktion verantwortlich. Gleichzeitig produzieren die Eosinophilen erneut Plättchenaktivierenden Faktor, der zu einem kontinuierlichen Einstrom von Eosinophilen aus der Peripherie führt (Abb. 8), so daß es zu einer protrahierten eosinophilen Entzündung kommt. In Bronchiallavagen, die vor und nach dem Einsetzen der bronchialen Reaktion durchgeführt wurden, wird eine dramatische Zunahme der Eosinophilenzahl gefunden. Auch die Spätreaktion kommt beim unbehandelten Asthmatiker von selbst nach zwölf bis achtzehn Stunden zum Stillstand.

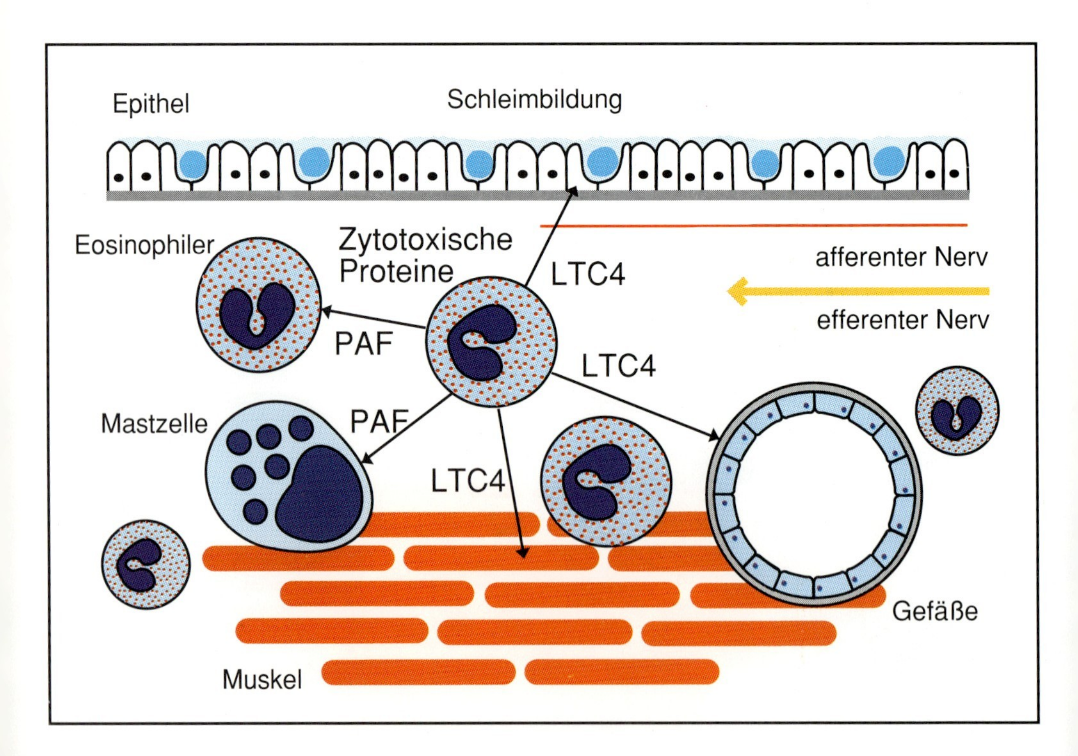

Bronchiale Hyperreaktivität

Die bei der Spätreaktion eingewanderten Eosinophilen richten aber auch einen über die Spätreaktion hinausgehenden Schaden an (Abb. 9). Freigesetzte Sauerstoffradikale sowie zytotoxische Proteine, die aus den Granula freigesetzt werden, zerstören das für die Funktion des Bronchialtrakt so wichtige Bronchialepithel. Hierdurch kommt es zu einer länger anhaltenden Störung in der Regulation des Bronchialamuskeltonus. Das Epithel kann seine Schutzfunktion nicht wahrnehmen. Erneut eindringende Allergene können sofort an die im submukösen Gewebe liegenden Mastzelle und Makrophagen herantreten und zu einer erneuten Sofortreaktion führen. Daneben sind auch die im submukösen Gewebe liegenden Lymphozyten leichter zugänglich, so daß die Antikörperproduktion und damit die allergische Sensibilisierung weiter gesteigert wird. Darüberhinaus wird die Flüssigkeitsregulation gestört. Durch eine Störung des Ionenhaushaltes kann die Atemluft nicht ausreichend angefeuchtet werden und es kommt zu einer Erregung der Irritant Rezeptoren, die ja ihrerseits durch das zerstörte Epithel leichter zugänglich sind. Es kommt also auch zu einer Sensibilisierung der bronchokonstriktorisch wirkenden Reflexbögen. Schließlich werden die bei intaktem Epithel vorhandene bronchodilatatorische Mechanismen blockiert. Einmal wird wahrscheinlich der bisher allerdings nur im Tierexperiment nachgewiesene „Epitheleal derived relaxing factor" von zerstörtem Epithel nicht mehr gebildet, und zum anderen wird das zusammen mit Acetylcholin ausgeschüttete Vasoactive intestinal

Abb. 9: Bronchiale Hyperreaktivität. Proteolytische Enzyme führen zum Abbau des relaxierenden Transmitters VIP (Vasoactive intestinal Peptide), die relaxierende

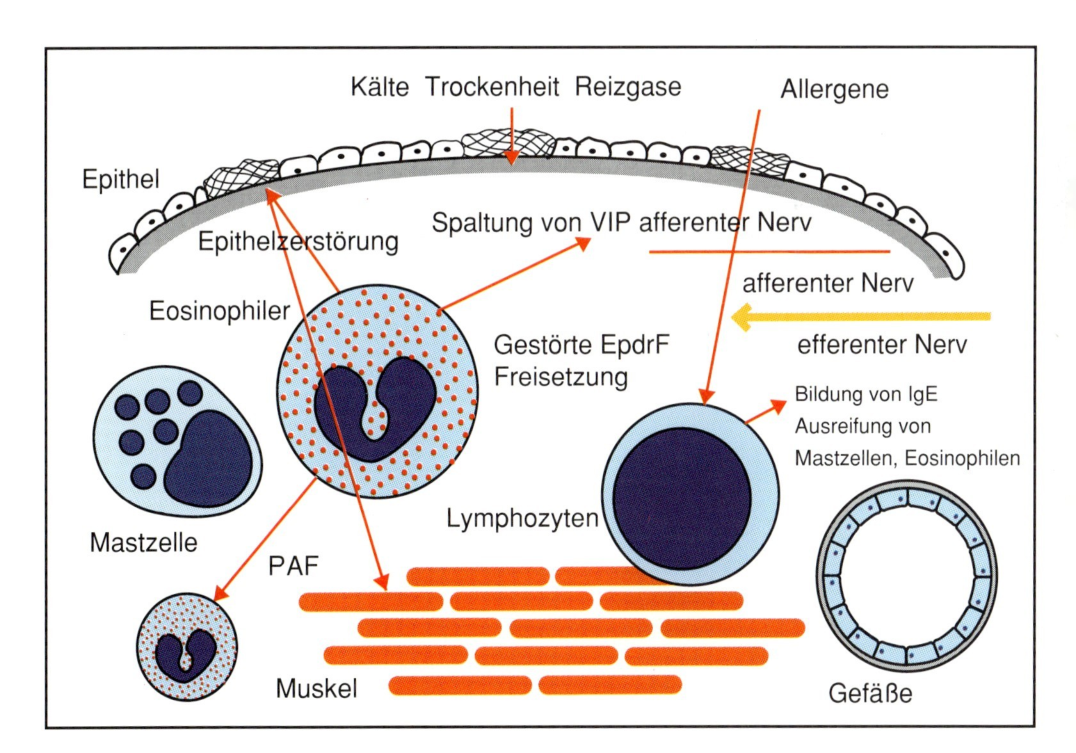

Wirkung von EpdrF (Epithelial derived relaxing Faktor) ist wegen der Zerstörung des Epithels ausgefallen, Umweltreize können ungehindert auf Immun- und Nervensystem einwirken.

Peptide durch die von Entzündungszellen freigesetzten Proteasen abgebaut.

Im Zustand der bronchialen Hyperreaktivität kommt es also zu einer grundlegenden Störung aller Regulationsmechanismen. Zusätzlich ist dem Einfluß weiterer Schädigung Tür und Tor geöffnet, so daß es nicht verwunderlich ist, daß sich dieser Zustand bei vielen Patienten chronifiziert und die *bronchiale Hyperreaktivität ein empfindlicher Parameter für den Schweregrad des Asthmas darstellt.* Zusätzlich kompliziert wird das Bild der bronchialen Hyperreaktivität durch die unterschiedlichen Auslösemechanismen. *So kann schon bei Gesunden ein Virusinfekt zu einer bis zu Wochen anhaltenden bronchialen Hyperreaktivität führen. Interessanterweise hat sich gezeigt, daß nur bei solchen Patienten, bei denen ein Anstieg des Virustiters nachweisbar war, auch eine bronchiale Reaktivität induziert wurde,* so daß zu vermuten ist, daß immunologische Mechanismen auch bei der virusinduzierten bronchialen Hyperreaktivität eine Rolle spielen. Die bronchiale Hyperreaktivität kann auch durch Reizgase induziert werden. Im Gegensatz zu den Entzündungsreaktionen, hält die Reizgas induzierte bronchiale Hyperreaktivität nur für einige Tage an. Aus tierexperimentellen Arbeiten gibt es Hinweise dafür, daß auch die Epithelzerstörung nach Reizgasinhalation die Allergisierung erleichtert.

Die Aufklärung der bronchialen Hyperreaktivität erlaubt also einen Einblick in das komplexe pathophysiologische Geschehen beim Asthma. Die Einsicht, daß die entzündlich bedingte Gewebsschädigung eine zentrale Rolle bei der Chronifizierung des Asthmas spielt, hat zur Entwicklung neuer Therapiekonzepte geführt.

Lungenfunktionsuntersuchungen

von Frank Riedel

Infektiöse und allergische Entzündungen der Atemwege, allen voran das Asthma bronchiale, sind die häufigsten akuten und chronischen Krankheiten des Kindesalters. Es ist deshalb erstaunlich, wie wenig von der Möglichkeit einer Lungenfunktionsuntersuchung in der kinderärztlichen Praxis Gebrauch gemacht wird. Dabei stellt die Lungenfunktion eine nicht invasive Methode dar, die sowohl die exakte Diagnose einer obstruktiven oder restriktiven Ventilationsstörung, wie die Therapieüberwachung eines Bronchialasthmas objektiv und genau ermöglicht. Lungenphysiologische Untersuchungen können reproduzierbar pathologische Veränderungen zeigen, selbst wenn der klinische Befund vollkommen unauffällig ist.

Die Lungenfunktionsuntersuchung hat folgende *Indikation:*
- Klärung chronischer oder wiederkehrender Atemnotzustände
- Objektivierung einer obstruktiven Ventilationsstörung und Überprüfung der Reversibilität
- Ermittlung des Schweregrades einer pulmonalen Beeinträchtigung, Therapiekontrolle und Erfassung einer eventuellen Progredienz
- Diagnose und Verlauf von restriktiven Ventilationsstörungen pulmonaler, pleuraler, thorakaler oder neurogen-myogener Ursache

Die wichtigste Anwendung innerhalb der Pädiatrie ist die Diagnose einer *Obstruktion der kleinen Bronchien* beim Asthmatiker (sog. periphere, stille Obstruktion), die auskultatorisch nicht erfaßt werden kann. In der Diagnostik des Asthma bronchiale und der asthmatischen Bronchitis ist es weiterhin die Erfassung der *bronchialen Hyperreagibilität,* die für den Kliniker von Interesse ist.

Leider existieren für diese Untersuchungen immer noch *Altersbeschränkungen:* Eine zuverlässige Lungenfunktionsuntersuchung ist frühestens ab dem 6. Lebensjahr möglich. Bei Säuglingen und Kindern bis etwa 1 ½ Jahre kann in einigen Zentren eine Untersuchung in Sedierung durchgeführt werden.

Im folgenden sollen *Prinzip, Anwendung und Aussagekraft* der gebräuchlichsten Funktionsuntersuchungen dargestellt werden. Dieses Kapitel soll dem praktisch tätigen Arzt helfen, Befunde aus pneumologischen Zentren besser interpretieren und einordnen zu können. Es soll zum anderen zeigen, welche einfachen Lungenfunktionsuntersuchungen in der Praxis möglich sind.

Spirometrie

Mit der Spirometrie werden die Lungenvolumina ermittelt (Abb. 1). Neben dem traditionellen *Glockenspirometer,* dessen Prinzip 1846 von Hutchinson entwickelt wurde, wird heute meist die offene Spirometrie mittels *Pneumotachygraphen* durchgeführt. Diese Methode, bei der die Volumina rechnerisch aus der Flußgeschwindigkeit ermittelt werden, steht aufgrund der heute hochempfindlichen Integratoren der Standard-Glockenspirometrie an Genauigkeit nicht nach.

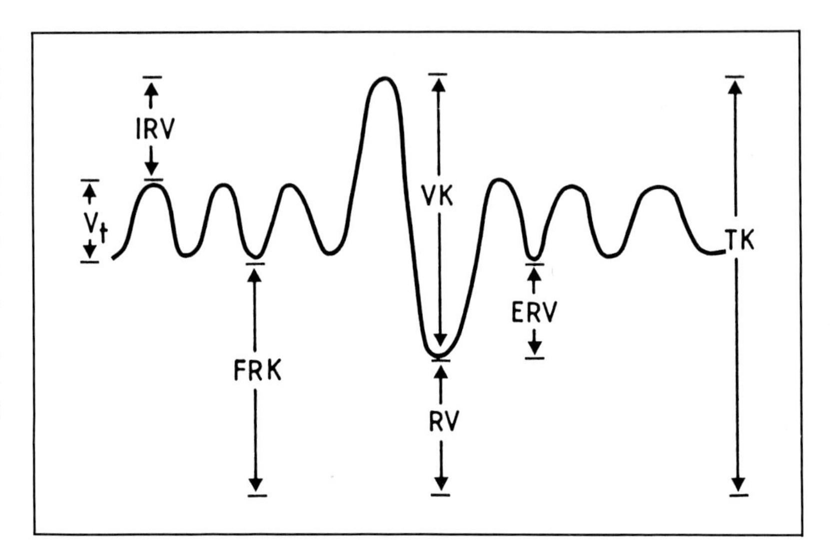

Abb. 1: Spirometrie V_t: Atemzugvolumen, IRV: inspiratorisches Reservevolumen, FRK: funktionelle Reservekapazität, VK: Vitalkapazität, RV: Residualvolumen, ERV: exspiratorisches Reservevolumen, TK: Totalkapazität

Statische Volumina

Statische Volumina (Abb. 1) sind:

- Atemzugsvolumen (V_t),
- inspiratorische Reservekapazität (IRK),
- exspiratorische Reservekapazität (ERK),
- Vitalkapazität (VK).

Das *Residualvolumen* (RV) muß indirekt über eine Helium-Verdünnungsmethode ermittelt werden. Hierbei wird in Ruheatmung durch Verdünnung einer Heliumkonzentration in einem geschlossenen System das Lungenvolumen ermittelt, das am Ende einer Ausatmung in der Lunge vorhanden ist *(funktionelle Residualkapazität,* FRK). Nach Subtraktion der exspiratorischen Reservekapazität von der funktionellen Residualkapazität erhält man das Residualvolumen. Die gemessenen Werte werden dann auf standardisierte Körperbedingungen (37°C, 100 % relative Luftfeuchtigkeit) umgerechnet (BTPS-Bedingungen).

Dynamische Volumina

Zur Erfassung von obstruktiven Ventilationsstörungen dient im wesentlichen die *forcierte Exspiration* nach tiefer Inspiration und kurzer inspiratorischer Atempause. Bestimmt wird die Atemstromstärke (Flow) bzw. das pro Zeit ausgeatmete Volumen. Messungen sind hierbei im offenen (Pneumotachygraphen) als auch im geschlossenen (Glockenspirometrie) System möglich, wobei die erstere Methode aufgrund der geringen meßtechnischen Widerstände die besten Ergebnisse liefert.

Wichtig ist eine gute *Kooperation* des Kindes. Die individuelle Kurvenanalyse über Bildschirm oder mittels Ausdruck ermöglicht eine Korrektur der Atemtechnik (maximale Inspiration, Atempause, rasche und zügige Exspiration) und die Entscheidung, ob eine Messung verwertbar ist. Drei technisch einwandfreie Versuche einer forcierten Exspiration unter ständiger Ermunterung durch den Untersucher sind notwendig, wobei das beste Ergebnis, d. h. die Messung mit den höchsten Flußwerten verwertet wird. Bei hoch reagiblen Bronchialsystemen kommt es gelegentlich bei wiederholter forcierter Expiration durch Irritation von oberflächlichen Rezeptoren zu einer *Bronchialobstruktion,* die jedoch auf β_2-Sympathikomimetika prompt anspricht.

Ein-Sekunden-Kapazität (Abb. 2 a)

Der bekannteste Parameter der forcierten Exspiration ist der Tiffeneauwert, das forcierte expiratorische Volumen innerhalb einer Sekunde, die „Ein-Sekunden-Kapazität" (FEV_1). Dieser Parameter ist einfach zu messen, erfaßt jedoch vorwiegend die *zentrale Obstruktion,* die auch klinisch durch den Nachweis von Giemen festgestellt wird. Dagegen wird eine periphere Obstruktion der kleinen Atemwege jenseits der 6. Bronchialteilung nur ungenau erfaßt. Bei einer restriktiven Ventilationsstörung, d. h. bei erniedrigter Vitalkapazität, wird der absolute Wert der Ein-Sekunden-Kapazität, bezogen auf die Altersnorm, immer zu niedrig sein. Diesen Umstand berücksichtigt der *„Tiffeneau-Index",* der FEV_1 auf die forcierte Vitalkapazität (FVK) des Patienten (und nicht auf die Größennorm für FEV_1) bezieht. Der Normbereich liegt hier über 80 % der FVK.

Fluß-Volumen-Kurve (Abb. 2 b)

Mehr Informationen erhält man über die maximale exspiratorische Fluß-Volumen-Kurve, wobei die Atemstromstärke über das gesamte exspiratorische Volumen aufgetragen wird. Eine graphische Darstellung der Kurve gibt auch rasch Aufschluß über unzureichende Kooperation und Anstrengung des Patienten. Die Sensitivität und Spezifität dieser Parameter sind hoch, sie sind jedoch weniger gut reproduzierbar. Aus der Fluß-Volumen-Kurve zu ermitteln sind der exspiratorische Spitzenfluß (PEFR, peak expiratory flow rate) und der maximale exspiratorische Fluß bei 75,50 und 25 % der Vitalkapazität ($MEF_{75,\ 50,\ 25}$). Der *MEF_{25}-Wert* ist *weniger abhängig von der willkürlichen Exspirationsstärke* als alle anderen Messungen der forcierten Exspiration und läßt eine Beurteilung der *peripheren Bronchien* der Lunge zu. Bei Obstruktion der kleinen Atemwege ist

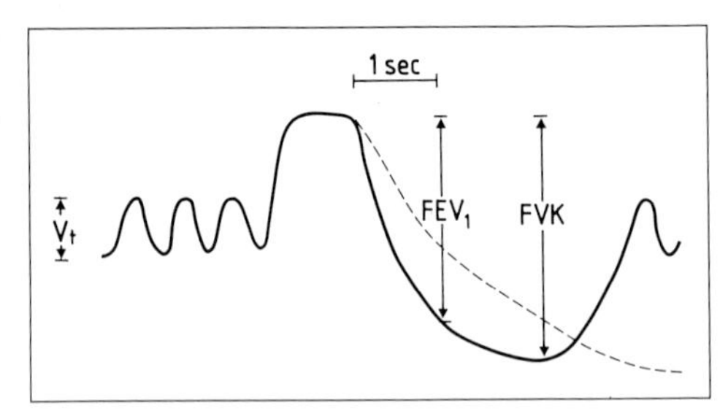

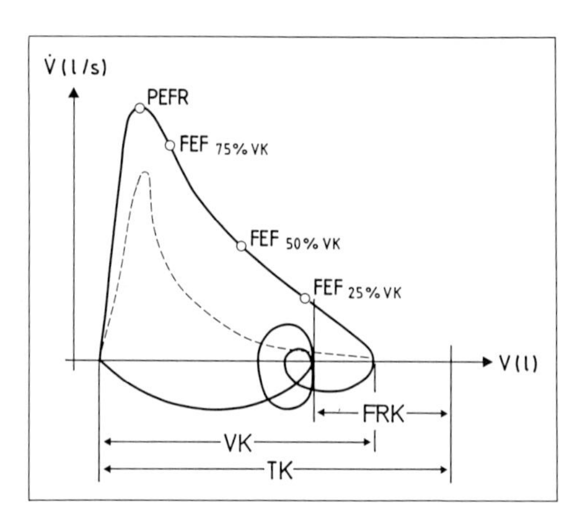

Abb. 2: Forcierte Exspiration
a) Ein-Sekunden-Kapazität
V_t: Atemzugvolumen, FEV_1: Ein-Sekunden-Kapazität, FVK: forcierte Vitalkapazität, ---- Obstruktion

b) Fluß-Volumen-Kurve
V: Volumen, V̇: Fluß, PEFR: Peak flow rate, FEF: forcierter expiratorischer Flow, VK: Vitalkapazität, FRK: funktionelle Residualkapazität, TK: totale Lungenkapazität

nämlich der PEFR- und der MEF_{75}-Wert relativ wenig verringert, der MEF_{25} zeigt aber eine deutliche Reduktion: die Fluß-Volumen-Kurve nimmt eine konvexe Form an (Abb. 2 b).

Der *exspiratorische Spitzenfluß* (PEFR), ein wenig sensibler Parameter, der überwiegend die großen Bronchien betrifft, kann auch mit einfachen Plastikgeräten (z. B. Mini-wright Peak-Flowmeter®, Preis unter 100,– DM) bestimmt werden. Einige dieser Geräte sind recht genau, zeigen eine gute Reproduzierbarkeit und dienen auch bei chronischem Asthma der häuslichen Kontrolle, ermöglichen somit also eine individuelle Therapiesteuerung.

Bei Verdacht auf Obstruktion der *oberen Atemwege,* z. B. einer subglottischen Trachelstenose, kann man anhand einer forcierten *inspiratorischen Fluß-Volumen-Kurve* Aussagen über Labilität bzw. Fixiertheit der Stenose und über den Schweregrad der Obstruktion erhalten. Weiterhin dient die inspiratorische Fluß-Volumen-Kurve zur Verlaufskontrolle bei vorhandenen Stenosen der oberen Atemwege. Hierbei erfolgt nach einer langsamen tiefen Exspiration und kurzer Atempause eine forcierte und somit sehr von der Mitarbeit des Patienten abhängige Inspiration bis zur maximalen Vitalkapazität. Es muß allerdings daran erinnert werden, daß diese Methode nicht bei Kleinkindern anzuwenden ist, bei denen solche Stenosen am häufigsten anzutreffen sind.

Bodyplethysmographie

Der Atemwegswiderstand ist ein Maß für die Weite der Bronchien. In einer Röhre mit laminarem Fluß (Bronchien) kann man den Widerstand aus der Druckdifferenz zwischen beiden Enden (Alveolen – Mund) und der Strömungsgeschwindigkeit (am Mund gemessen) bestimmen.

Der auf diese Weise im Bodyplethysmographen gemessene *Atemwegswiderstand (Raw,* Einheit kPa/l/sek) informiert über die Weite von Trachea und großen Bronchien, währenddessen der *Lungenwiderstand (R_L),* ermittelt durch Messung der pleuralen Druckschwankungen mittels Ösophaguskatheter, gleichzeitig den Reibungswiderstand im Lungengewebe miterfaßt.

Bei der häufig angewandten bodyplethysmographischen Messung wird ein *Druck-Strömungs-Diagramm* registriert, dessen Steigung ein Maß für den Atemwegswiderstand ist (Abb. 3). Die modernen

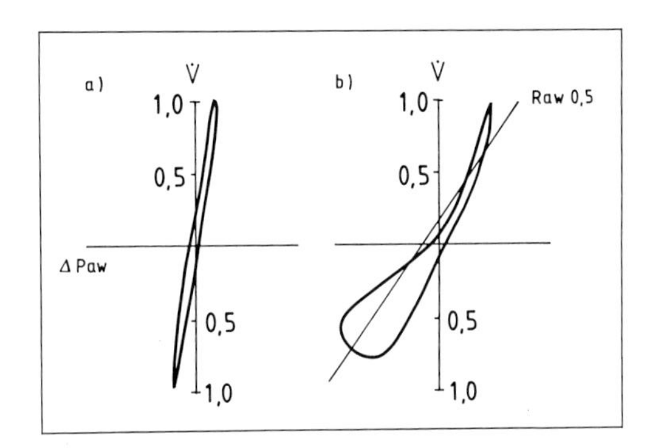

Abb. 3: Druck-Strömungs-Kurve
a) normal
b) Obstruktion (exspiratorisch)
V̇ : Flow (1/sek),
△Paw: Druckdifferenz in Atemwegen,
Raw0,5: Atemwegswiderstand bei 0,5 l/sek Flow

Bodyplethysmographen sind bzgl. Konstanthaltung von Temperatur und Feuchtigkeit elektronisch kompensiert, die Messung ist dadurch deutlich vereinfacht worden. Durch verschiedene Stellungen der Glottis sind jedoch intraindividuelle *Variationen* für aufeinanderfolgende Messungen des Atemwegswiderstandes bis zu 10 und sogar 15 % keine Seltenheit.

Häufig wird zum besseren intraindividuellen Vergleich der *spezifische Atemwegswiderstand (sRaw)* als der durch das intrathorakale Gasvolumen (ITGV) korrigierte Wert angegeben, bzw. dessen Reziproke, die spezifische Leitfähigkeit (sGaw = 1/sRaw).

Unterbrechermethode

Eine einfachere und weniger aufwendige Methode der Atemwegswiderstandsbestimmung ist die *Unterbrechermethode,* bei der Atemstromstärke und Alveolardruck nacheinander gemessen werden. Die Atemwege werden am Mund für Bruchteile einer Sekunde 3–5mal pro Sekunde verschlossen, währenddessen wird der Munddruck registriert, der bei Verschluß und Druckausgleich im respiratorischen System dem Alveolardruck entsprechen soll.

Eine gleichzeitige Bestimmung des intrathorakalen Gasvolumens ist mit der Unterbrechermethode jedoch nicht möglich, sie kann nur im *Bodyplethysmographen* nach dem Gesetz von Boyle-Mariotte erfolgen, nachdem das Volumen einer gegebenen Gasmenge bei konstanter Temperatur sich umgekehrt zum Druck verhält. Die Alveolardruckänderungen werden wiederum am Mund bei Atmung gegen eine geschlossene Klappe gemessen.

Das so bodyplethysmographisch bestimmte intrathorakale Gasvolumen (IGTV) ist neben der Fremdgasmethode eine zweite Möglichkeit, die funktionelle Residualkapazität (FRK), also das Volumen im Thorax am Ende einer ruhigen Ausatmung zu erfassen *(FRK_{Body})*. Im Normalfall sollten beide Methoden fast identische Werte ergeben. Wenn jedoch im Rahmen einer Obstruktion der kleinen Bronchien (periphere Obstruktion) eine Belüftung der Lungenperipherie mit Helium-haltigem Gas nicht möglich ist, dabei jedoch Luft bei überblähtem Thorax eingeschlossen ist, kommt es zu einer Differenz zwischen FRK_{Helium} und FRK_{Body} (IGTV), die als *trapped air* (eingeschlossene Luft) einen sehr sensiblen Meßwert für die periphere Obstruktion darstellt.

Oszillometrie

Mit der oszillometrischen Widerstandsmessung steht eine weitere einfache Technik zur Messung der *Widerstände* in den Atemwegen zur Verfügung. Miterfaßt werden hierbei jedoch auch die „kapaziti-
Das Prinzip der oszillometrischen Widerstandsmessung besteht darin, daß dem Atemstrom des Patienten Oszillationen von 10 Hz aufgeprägt werden, die lediglich als leichte Vibration empfunden werden. Ein Schlauch, durch den geatmet wird, dient als Referenzwiderstand für die hochfrequenten Oszillationen, nicht jedoch für die niederfrequente Atmung des Patienten. Da die Methode nur in geringem Umfang die Mitarbeit des Patienten erfordert, kann sie *auch schon bei Kleinkindern eingesetzt werden,* dann ist jedoch ein höherer Referenzwiderstand (Schlauch mit kleinem Durchmesser) zu benutzen. Die Reproduzierbarkeit der Ergebnisse ist jedoch schlechter als bei den anderen Methoden der Atemwegswiderstandsmessung. Als intraindividuelle *Variabilität* wird bis zu 50 % angegeben, Schlucken oder willkürlicher Glottisverschluß führen zu erheblichen Artefakten.

Ein großer Vorteil dieser Methode liegt in der kontinuierlichen Messung und direkten Anzeige des Atemwegswiderstandes R_{Os}, so daß gerade bei *Provokationen* relativ rasch die Obstruktion zu erkennen ist (Abb. 4). Die Sensitivität der Erfassung obstruktiver Ventilationsstörungen liegt deutlich unter der bodyplethysmographischer Messungen, so daß gerade bei Allergenprovokation in ansteigenden Konzentrationen die Gefahr einer Überdosierung des inhalativen Allergens besteht. Periphere Atemwegsveränderungen werden mit dieser Methode nicht ausreichend erfaßt.

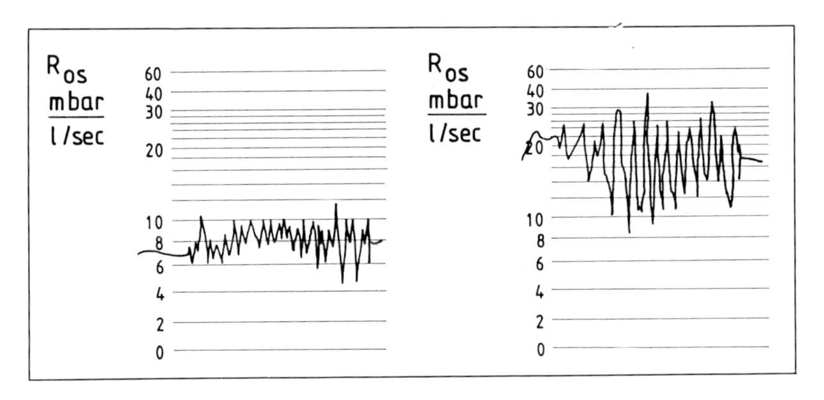

Abb. 4: Oszillometrische Widerstandsmessung Oszillometrischer Atemwegswiderstand (R_{os}) vor und nach Provokation mit Histamin. (Bei Bronchialobstruktion starke in-/exspiratorische Schwankungen.)

Lungendehnbarkeit und Atemarbeit

Die bei der Ruheatmung aufzuwendende Arbeit hängt von den elastischen Kräften der Thoraxwand und der Lunge ab, die gegensinnig wirken und in der Atemmittellage ihr Gleichgewicht erreicht haben. Durch Messung des *transpulmonalen Drucks mittels Ösophaguskatheter* (als Maß für den Pleuradruck) bei verschiedenen Lungenvolumina erhält man eine Druck-Volumen-Schleife, deren Neigungsgrad ein Maß für die elastischen Kräfte in der Lunge und die notwendige Atemarbeit darstellt (Abb. 5). Die *Lungendehnbarkeit* (Compliance, C_l), ein Maß für die Elastizität der Lunge, läßt sich direkt aus dem Druck-Volumen-Diagramm errechnen. Die so ermittelte *dynamische Compliance* wird jedoch bei Obstruktion der kleinen Bronchien als zu niedrig gemessen, insbesondere bei höheren Atemfrequenzen. Atemfrequenzabhängigkeit der dynamischen Compliance ist bereits ein Zeichen einer peripheren Obstruktion.

Die Methode ist aufwendig, belastet den Patienten (Ösophaguskatheter) und hat eine große Streuung der Meßwerte, ist jedoch schon im Säuglings- und frühen Kleinkindesalter bei Sedierung der Patienten durchzuführen. *Indikationen* zur Compliancemessung sind Verdacht auf fibrotische Lungenerkrankungen bzw. chronische intersti-

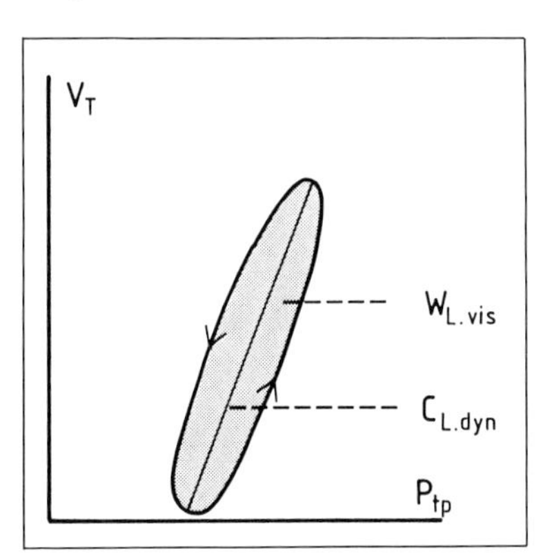

Abb. 5: Druck-Volumen-Diagramm Druck-Volumen-Kurve mit dynamischer Compliance ($C_{l,\ dyn}$) und visköser Atemarbeit $W_{l,\ vis}$, schraffierte Fläche) V_T: Atemzugsvolumen, P_{tp}: transpulmonaler Druck

tielle Lungenerkrankungen und Alveolitiden bzw. deren Verlaufskontrolle, da bei diesen Erkrankungen die Veränderungen der Lungendehnbarkeit zu den empfindlichsten Parametern gehören.

Diffusionskapazität

Um den alveolär-kapillaren Gasaustausch für Sauerstoff und für das hoch diffusible Kohlendioxid zu erfassen, dient die Bestimmung der Diffusionskapazität für Kohlenmonoxid *(DL_{CO})*, wobei sowohl das Druckgefälle der Partialdrücke der Gase, die Gaseigenschaften, die Durchblutung des Lungengewebes und letztlich die Diffusionsstrecke im Interstitium (Entzündung/Fibrose) eine Rolle spielen. Nach Einatmung einer niedrigen Konzentration von Kohlenmonoxid wird aus der ausgeatmeten CO-Menge der ins Blut diffundierte Anteil ermittelt. Die *Ein-Atemzug-Methode* (Messung bei einer tiefen In- und Exspiration) ist aus Gründen der Reproduzierbarkeit, Genauigkeit und Schnelligkeit der „Steady-state"-Methode (Ruheatmung über 5 min) vorzuziehen. Sie ist jedoch erst bei größeren Kindern im Schulkindesalter anzuwenden, da eine bestimmte Größe des inspiratorischen Volumens vorausgesetzt werden muß. Eine wesentliche Störgröße des Untersuchungsverfahrens ist eine Ventilations-Perfusions-Verteilungsstörung. *Indikationen* für diese Untersuchung sind ebenfalls Verdacht auf Fibrose und andere interstitielle Lungenerkrankungen, die zu einer Zunahme der Diffusionsstrecke führen.

Blutgasanalyse

Auch die *Blutgasanalyse* ermöglicht Aussagen über Verteilungsstörungen und Veränderungen der Diffusionsstrecke. Um den Sauerstoffpartialdruck richtig beurteilen zu können, ist eine arterielle Blutabnahme oder eine gute Hyperämisierung bei kapillärer Abnahme aus dem Ohr oder der Fingerbeere notwendig. Die Blutgasanalyse dient im wesentlichen zur Erkennung einer akuten oder chronischen *respiratorischen Insuffizienz* bzw. der Frage einer ausreichenden Oxygenierung, z. B. beim akuten Asthmaanfall. Eine nicht invasive Methode zur Bestimmung des Sauerstoffgehaltes im Blut ist die *transkutane Sauertoffsättigungsmessung,* bei der im arteriellen Blut der Anteil an O_2, der an Hämoglobin gebunden ist, im Verhältnis zur O_2-Kapazität des Blutes in Prozent bestimmt wird. Unter Kenntnis der Sauerstoffdissoziationskurve kann man aus den Werten der Sauerstoffsättigung auf den arteriellen Sauerstoffpartialdruck schließen.

Eine *transkutane* Direktbestimmung des Sauerstoff- und Kohlendioxidpartialdrucks ist mit empfindlichen heizbaren Elektroden im frühen Säuglingsalter möglich, zunehmende Hautdicke erschwert diese Messung jedoch im späteren Alter, so daß nur noch Trenduntersuchungen, z. B. unter körperlicher Belastung oder Provokation, möglich sind.

Bronchiale Hyperreaktivitätsbestimmungen

Bei unklaren Atemwegsbeschwerden oder chronischem Husten kann durch den Nachweis einer bronchialen Hyperreaktivität die Verdachtsdiagnose eines Asthma bronchiale bzw. einer asthmatischen Bronchitis erhärtet werden. Außerdem korreliert der Schweregrad des Asthmas mit dem Ausmaß der bronchialen Hyperreaktivität. Eine antiasthmatische Therapie kann die bronchiale Hyperreaktivität senken, was wiederum durch Verlaufsuntersuchungen der bronchialen Reaktivität dokumentiert werden kann.

Die gebräuchlichste Form der Reaktivitätsmessung ist die unspezifische bronchiale Provokation mit *Histamin, Methacholin, Carbachol oder Acetylcholin.* Nach Bestimmung der basalen Lungenfunktionswerte (forcierte Exspiration oder Atemwegswiderstand) werden Inhalationen mit den jeweiligen Medikamenten in ansteigender Konzentration durchgeführt, gefolgt von Kontrolle der Lungenfunktion 1–3 Minuten nach Ende der Inhalation. Abgebrochen wird die Provokation bei Auftreten einer signifikanten Bronchialobstruktion, z. B. bei Abfall des forcierten exspiratorischen Volumens in einer Sekunde (FEV_1) um 20 % oder bei Abfall der spezifischen Leitfähigkeit (sGaw) um 40 %. Verschiedene Formen und Modifikationen der Inhalation (2 min Ruheatmung, 5 tiefe inspiratorische Atemzüge etc.) werden angewandt. Wesentliche Unterschiede bestehen zwischen diesen einzelnen Inhalationsformen jedoch nicht, ebensowenig wie zwischen den verschiedenen Medikamenten. Acetylcholin wird jedoch wegen häufig starken Hustenreizes nur noch selten angewandt und Methacholin ist in der Bundesrepublik nicht erhältlich. Aus diesem Grunde sind Histamin und Carbachol die hierzulande gebräuchlichsten Provokationssubstanzen.

Aus den einzelnen Lungenfunktionswerten bei den jeweiligen inhalativen Konzentrationen wird eine *Dosiswirkungskurve* ermittelt, aus der sich die Provokationskonzentration (PC) genau ermitteln läßt, die zu der vorher definierten signifikanten Bronchialobstruktion führt (z. B. $PC_{20,\ FEV1}$ bzw. $PC_{40,\ sGaw}$, s. Abb. 6).

Untersuchungen an gesunden und asthmatischen Kindern haben gezeigt, daß für Methacholin und Histamin die Provokationskonzentration, die – bei großer Überlappung – ein normoreaktives von einem hyperreaktiven Bronchialsystem trennt, bei ca. 2 mg/ml liegt, also deutlich niedriger als bei Erwachsenen beschrieben wurde.

Eine weitere, von Kindern gut tolerierte Methode zur Hyperreaktivitätsdiagnostik ist die *Laufbelastung.* Vor und nach einer standardisierten Laufbelastung über 6–8 min (Laufband oder freies Laufen), bei der der Puls deutlich über 160/min ansteigen soll, wird mittels Lungenfunktionsuntersuchung das Auftreten einer bronchialen Obstruktion erfaßt. Bei bronchialer Hyperreaktivität kommt es wenige Minuten nach Ende der Laufbelastung meist zu einer signifikanten Bronchialobstruktion. Bei Asthmatikern finden wir dieses

Abb. 6: Dosis-Wirkungskurve Dosis-Wirkungskurve bei Histaminkonzentration, Ermittlung $PC_{40,\,sGaw}$ (s. Text). sGaw: spezifische Atemwegsleitfähigkeit (sek/cm H_2O)

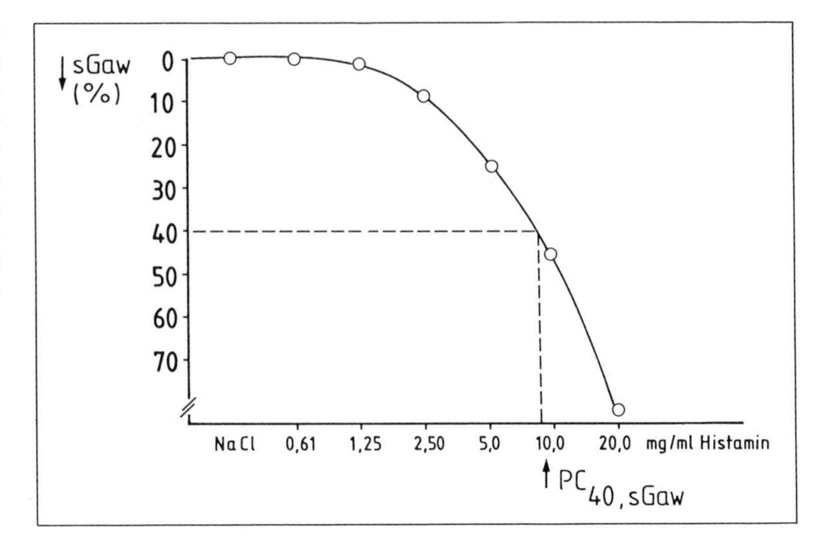

„Belastungsasthma" in ca. 80 % der Fälle, so daß die Sensitivität der Methode etwas geringer ist als die der unspezifischen inhalativen Provokation. *Osmotische Veränderungen und Temperaturschwankungen* in den Atemwegen bei durch körperliche Belastung bedingter Hyperventilation werden als auslösende Faktoren diskutiert. Eine exakte Graduierung der Hyperreaktivität ist hierbei jedoch nicht einfach, ebensowenig wie bei der *Kaltlufthyperventilation,* bei der die Kinder aufgefordert werden, einen ständig gefüllt gehaltenen Beutel leer zu atmen. Die Zufuhr in den Beutel muß so gewählt werden, daß hierzu eine Hyperventilation notwendig ist, wobei zugeführtes CO_2 einen durch die Hyperventilation bedingten Abfall des Kohlendioxid-Partialdrucks verhindert. Die Temperatur der eingeatmeten Luft soll bei ca. –4° C liegen, die Dauer der Kaltlufthyperventilation beträgt 4 min. Auch hier wird bei hyperreaktivem Bronchialsystem eine kurz andauernde bronchiale Obstruktion im Anschluß an die Hyperventilation gefunden.

Provokationsuntersuchung

Bei allen Provokationsuntersuchungen sollte ein *β_2-Sympathikomimetikum* zur Inhalation stets für eine rasche Therapie einer bronchialen Obstruktion bereitgehalten werden. Vor der Provokation sind *Medikamente,* die die Sensibilität der Bronchien verringern oder eine bronchodilatatorische Wirkung haben, abzusetzen, z. B. DNCG (7 Tage), Theophyllin Retardpräparate (48 Stunden), inhalative β_2-Sympathikomimetika (8 Stunden) und Antihistaminika (in Abhängigkeit von der jeweiligen Halbwertszeit der Medikamente).

Im Rahmen der Allergiediagnostik können gelegentlich *bronchiale Allergenprovokationen* notwendig werden, wenn z. B. Anamnese und Hauttest bzw. die Untersuchung des spezifischen IgE's im RAST nicht übereinstimmen und eine Hyposensibilisierung des Patienten sinnvoll erscheint. Bei der heute selten durchgeführten

Hyposensibilisierung gegen Hausstaubmilbe gehört die positive bronchiale Milbenprovokation sogar zur Voraussetzung für die Immuntherapie, da eine Übereinstimmung zwischen bronchialer und kutaner Sensibilisierung bzw. RAST-Untersuchung bei diesem Allergen unzureichend ist. Bei bronchialer Provokation insbesondere mit Hausstaubmilbe kann es zu einer *„dualen“ Reaktion* kommen, also sowohl zum Auftreten einer Sofortreaktion nach wenigen Minuten als auch zu einer ebenfalls IgE-vermittelten verzögerten Sofortreaktion nach 6–8 Stunden. Um beide Reaktionen erfassen zu können, müssen diese Provokationen *stationär* mit wiederholten Lungenfunktionsuntersuchungen und nächtlicher Beobachtung erfolgen.

Empfehlungen für die Praxis

Die einfachste orientierende Lungenfunktionsuntersuchung in der Praxis ist die Messung des exspiratorischen Spitzenflusses (PEFR). Hierzu notwendige Geräte (Peak-Flowmeter) sind je nach Qualität zwischen 70,– und 900,– DM erhältlich. Wie oben erwähnt, hat dieser Funktionsparameter jedoch eine geringe Sensibilität bezüglich der kleinen Bronchien und eine hohe intraindividuelle Variabilität. Informativer sind Aufzeichnungen der *Fluß-Volumen-Kurve* mit Bestimmung der Ein-Sekunden-Kapazität (FEV_1) sowie der Atemstromstärken bei verschiedenen Volumina ($FEF_{25,\ 50\ \text{und}\ 75}$), da man damit sowohl Informationen über den Zustand der großen als auch der kleinen Bronchien erhält, und zusätzlich die Vitalkapazität zum Ausschluß restriktiver Atemwegserkrankungen ermittelt werden kann. Ein Papierausdruck oder eine Monitordarstelung der Kurve ist zur Beurteilung der Kooperation des Patienten notwendig. Geräte, die dieses ermöglichen, sind schon unter 10 000,– DM erhältlich, die meist in einem Soft-ware-Programm vorhandenen Kinder-Normalwerte (auf die Körpergröße bezogen und geschlechtsabhängig) geben sofort die Abweichung von den Sollwerten in % an.
Die *Bodyplethysmographie* ist die Domäne der *Klinik,* da die Geräte teuer sind, laboreigene Normalwerte erstellt werden müssen und fachlich gut ausgebildetes Personal notwendig ist. Ebenfalls auf den Kliniksbereich beschränkt sind Untersuchungen der Compliance und der Diffusionskapazität sowie inhalative Provokationen mit Allergenen und meist auch unspezifische Provokationen mit pharmakologischen Substanzen.

Bei den meisten Indikationen zur Lungenfunktionsuntersuchung handelt es sich jedoch um Verlaufskontrollen von Patienten mit bekanntem Asthma bronchiale. Hier erlauben *Fluß-Volumen-Kurven* und evtl. auch schon die einfachen Peak-flow-Messungen zumindest einen orientierenden Überblick über die Schwere und den Verlauf der obstruktiven Atemwegserkrankung. Solche Untersuchungen sollten in der Praxis regelmäßig durchgeführt werden, um eine objektive Therapiekontrolle zu ermöglichen.

Bibliographie

1) G. Ruppel: Manual of Pulmonary Function Testing. C. V. Mosby Co., Str. Louis, 1986

2) G. Polgar und V. Promadhat: Pulmonary function testing in children. W. B. Saunders Co., Philadelphia 1971

3) N. Eiser, K.F. Kerrebijn und P.H. Chaojer: Guidelines for standardization of bronchial challenges with non-specific bronchoconstricting agents. Bull. Eur. Physiopathol. Respir. 19 (1983) 495

4) Standardisation of lung function testing in children. J. Pediatr. 97 (1980) 668

5) A. Zaphletal, M. Samanek und T. Paul: Lung Function in Children and Adolescents. Methods, Reference values in: H. Herzog (Ed.), Progress in Respiratory Research. Karger, Basel (1987)

6) D. Nolte und V. Korn: Oszillatorische Messung des Atemwiderstandes. Workshop Bad Reichenhall, Dustri-Verlag, München (1979)

Asthma bronchiale

von Frank Riedel

Asthma bronchiale ist die häufigste chronische Erkrankung im Kindesalter und betrifft ca. 5–10 % aller Kinder. Die Krankheit ist definiert als rezidivierende, vollständig oder teilweise reversible Obstruktionen der unteren Atemwege, bei ca. 95 % dieser Patienten findet man zudem eine allgemeine *Übererregbarkeit* der Bronchien. Meist kommt es im Rahmen von Infekten der Luftwege oder bei Allergenkontakt wie Pollen oder Tierepithelien zur Auslösung eines Asthmaanfalls. Fast stets sind jedoch *mehrere Faktoren* ursächlich beteiligt, wie z. B. eine kontinuierliche Allergenexposition gegenüber Hausstaubmilbe und zusätzlich ein interkurrierender Infekt der Luftwege oder eine pollenhaltige Luft während der Pollenblüte und zusätzlich eine körperliche Anstrengung wie Fahrradfahren.

Neben dieser typischen Asthmaform mit anfallsweiser Atemnot gibt es auch eine milde Variante, die sog. *asthmatische Bronchitis,* bei der lediglich chronischer Husten, überwiegend trocken und mit zunehmender Intensität des Nachts und nach körperlicher Belastung, ohne Atemnot oder klinische Zeichen einer Obstruktion der Atemwege auftritt. Die Einordnung dieser milden Asthmaform in das Krankheitsbild des Asthma bronchiale gewährleistet eine sinnvolle, nämlich anti-asthmatische Therapie des Hustens.

Das Asthma bronchiale kann bereits im ersten Lebensjahr beginnen. Obstruktive Bronchitiden sind zwar im Säuglingsalter häufig, sollte es jedoch zu mehr als zwei Rezidiven einer obstruktiven Bronchitis kommen, wird man von einem Asthma bronchiale mit allen Konsequenzen für Allergenkarenz, Therapie und Prognose sprechen müssen.

Prognose

Eine individuele Prognose über den Verlauf der Erkrankung ist bei dem einzelnen Patienten nicht zu stellen, jedoch weisen einige anamnestische Daten auf eine eher *ungünstige Prognose* hin:

- Beginn vor dem 2. oder nach dem 10. Lebensjahr,
- gleichzeitiges Vorhandensein eines endogenen Ekzems (Neurodermitis),
- schwere Asthma-Manifestation im Kindesalter.

Langzeituntersuchungen von kindlichen Asthmatikern sind bisher über einen Zeitraum von 28 Jahren von einer Arbeitsgruppe in Australien durchgeführt worden. Diese *Langzeitstudien* haben ergeben, daß *96 % der Kinder mit schwerem Asthma auch noch im Erwachsenenalter an Asthma leiden,* jedoch mit unterschiedlichem Schweregrad. Kinder mit leichtem Asthma, und diese Gruppe macht ca. drei Viertel aller Asthmapatienten aus, haben in 55 % der Fälle als junge Erwachsene keine Symptome, die restlichen 45 % zeigen leichte asthmatische Beschwerden, eine Verschlechterung ist nicht zu erwarten. Bei mittlerem Asthma heilen 20 % der Fälle aus, 55 % bleiben gleich und 25 % verschlechtern sich zu schwerem Asthma. Es liegt also insgesamt eine nicht sehr günstige Prognose vor (Tab. 1).

Tabelle 1

Prognose des kindlichen Asthma

in der Kindheit	im Erwachsenenalter
leicht	55 % symptomfrei 45 % leicht
mittel	20 % symptomfrei 55 % mittel 25 % schwer
schwer	5 % symptomfrei 95 % mittel/schwer

Viele der Jugendlichen mit Asthmaanamnese fühlen sich subjektiv beschwerdefrei, obwohl lungenphysiologisch eine chronische Obstruktion der kleinen Bronchien, *wegen der Symptomarmut und des fehlenden Auskultationsbefundes auch „stille Obstruktion"* genannt, besteht. Regelmäßig läßt sich bei diesen Patienten weiterhin eine bronchiale Hyperreaktivität nachweisen. Offen ist, wie viele dieser kindlichen Asthmaerkrankungen mit chronisch persistierender peripherer Obstruktion später in das Krankheitsbild der chronisch obstruktiven Lungenerkrankung des Erwachsenen, eine irreversible Erkrankung der kleinen Atemwege, einmünden. Prädisponierende Faktoren hierzu sind häufige Infekte, frühe atopische Erkrankung und erhöhte bronchiale Reagibilität als auch das Rauchen bzw. Umwelteinflüsse. An diesen letzten beiden Punkten kann und sollte eine Prävention einsetzen.

Einleitung

Die derzeit gebräuchliche Einteilung der Asthmapatienten richtet sich nach dem Vorhandensein oder Fehlen einer *allergischen Diathese.* Hinweise auf eine allergische Diathese sind:

- atopische Erkrankungen in der Familie
- allergische Rhinitis
- endogenes Ekzem
- Inhalationsallergen als Asthmaauslöser eindeutig anzuschuldigen
- *erhöhtes IgE bzw. positiver Hauttest* (als Nachweis von hautgebundenem spezifischem IgE).

Bei über 95 % der Asthmaerkrankten finden sich eines oder mehrere dieser Atopiekriterien, nicht selten werden jedoch sog. Allergieteste erst viele Jahre nach Beginn der klinischen Symptomatik positiv (Abb. 1 und 2).

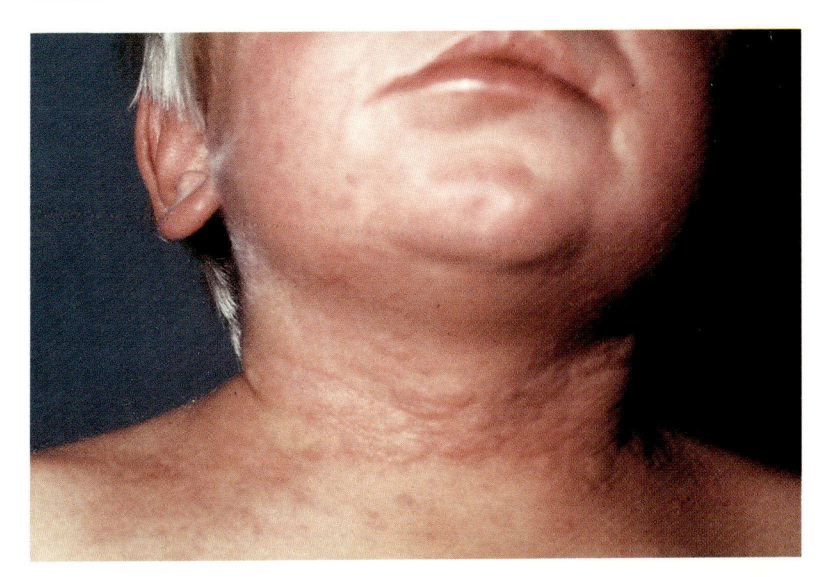

Abb. 1: Die meisten asthmakranken Kinder (über 90%) sind Allergiker, von denen viele gleichzeitig unter einer Neurodermitis leiden. Häufig ist, wie bei diesem Jungen, die Halsregion besonders stark betroffen.

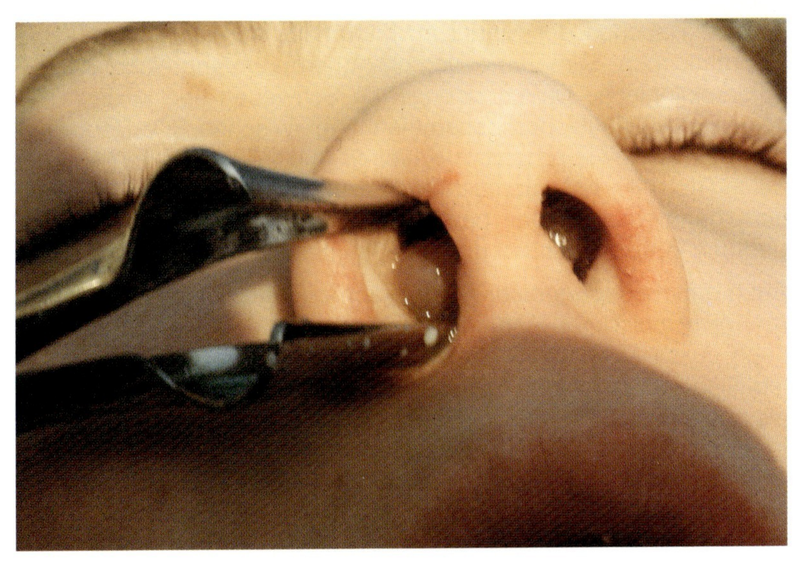

Abb. 2: Die Untersuchung der Nase gehört zur Routineuntersuchung des Asthmatikers. Der typische Befund einer allergischen Rhinitis ist die glänzende, blasse und ödematös geschwollene Schleimhaut. Nasenpolypen, wie hier im Bild, zeigen diese Schleimhautbeschaffenheit besonders deutlich. Die Trias Nasenpolypen – steroidabhängiges Asthma – Aspirinüberempfindlichkeit ist im Kindesalter selten, muß jedoch bei Vorliegen von Polypen bedacht werden.

Ein rein allergisches Asthma wird als *extrinsische* Form (ca. 15 % der Patienten) von einem *intrinsischen* Asthma (unter 5 %) unterschieden, bei dem eine allergische Diathese nicht nachweisbar ist (Tab. 2). Bevor jedoch die Diagnose eines intrinsischen Asthmas gestellt werden kann, müssen andere Krankheitsbilder, die mit asthmatischen Symptomen einhergehen können, ausgeschlossen werden, wie z. B. Mukoviszidose, Ziliendyskinesie-Syndrom, idiopathische Bronchiektasen, Bronchusfehlbildungen, Fremdkörperaspiration und immunologische Störungen. Die im Kindesalter kleine Gruppe der intrinsischen Asthmatiker ist somit lungenphysiologisch, bronchologisch und immunologisch genauestens zu untersuchen.

Tabelle 2

Einteilung des Asthma bronchiale
– extrinsisch – 15 % (rein allergisch bedingt)
– intrinsisch – 5 % (keine allergische Diathese)
– gemischt – 80 % (neben Allergenen auch andere Auslöser)

Bei 80 % der kindlichen Asthmatiker werden asthmatische Beschwerden nicht nur durch Allergene, sondern auch durch weitere Auslöser hervorgerufen, wir sprechen von der *gemischten Form.* Als auslösende Faktoren sind hier zu nennen: *Infektionen* mit Viren, Mykoplasen und ganz selten mit Bakterien, *kalte und trockene Luft, körperliche Belastung,* insbesondere die Hyperventilation bei Anstrengung, und nicht zuletzt auch *seelisch-emotionale Probleme.*

Auch *Umweltschadstoffe* (wie SO_2, Ozon etc.) und insbesondere das passive Rauchen der Kinder im Elternhaus können nicht nur die asthmatischen Symptome verschlimmern; umfangreiche neuere epidemiologische Untersuchungen in Schweden und in den USA zeigen einen deutlichen Zusammenhang zwischen *SO_2-Belastung der Umwelt sowie passivem Rauchen* und Häufigkeit von Asthma bei Kindern in der untersuchten Bevölkerungsgruppe auf. Eigene tierexperimentelle Daten beweisen, daß Schadstoffexposition mit den genannten Irritantien die Asthmaentstehung fördern kann.

Auch *gastroösophagealer Reflux* kann zu Asthmasymptomen führen, nicht nur durch Aspiration von saurem Mageninhalt, sondern auch durch einen vagal ausgelösten Reflex-Bronchospasmus bei lediglich ösophagealem Reflux. Die relative Bedeutung des Refluxes als primäre Ursache des kindlichen Asthmas ist allerdings nicht klar. In 25 bis 80 % der untersuchten Kinder mit Asthma kann man mit sensitiven Methoden einen gastroösophagealen Reflux diagnostizieren, weit häufiger als in einer Kontrollgruppe. Dies ist in den meisten Fällen Folge eines Zwerchfelltiefstandes und mangelnden Kardiaschlusses, also eine Folge des Asthmas. Bei Patienten mit intrinsischem Asthma und überwiegend nächtlichen Beschwerden sollte dennoch an diesen Auslöser gedacht und eine Diagnostik (z. B. pH-Metrie) eingeleitet werden.

Bei 90–95 % der Patienten mit Asthma liegt eine *unspezifische bronchiale* Hyperreaktivität zugrunde, die jedoch nicht asthmaspezifisch ist. Auch gesunde Kinder können vorübergehend (z. B. nach einem Virusinfekt) oder sogar permanent überempfindliche Bronchien haben. Sie sind deshalb nicht krank, weil die Überempfindlichkeit geringer ausgeprägt ist und zusätzliche Faktoren, wie die allergische Diathese fehlen. Bei vorhandener bronchialer Hyperreaktivität und asthmatischen Symptomen besteht jedoch eine gute

Korrelation mit dem Schweregrad des Asthmas. Der Nachweis der bronchialen Hyperreaktivität erfolgt mittels unspezifischer bronchialer Provokationen im Lungenfunktionslabor (s. Kap. „Lungenfunktion").

Pathogenese s. Kap. „Mediatoren"

Pathophysiologie

Definitionsgemäß handelt es sich beim Asthma bronchiale um *reversible* Obstruktionen der Bronchien, wobei sowohl die großen als auch die kleinen Bronchien und Bronchiolen betroffen sind. Neben der *Kontraktion der Bronchialmuskulatur* wird das Lumen durch *Schleimhautödem, entzündliche Bronchialwandinfiltrationen, Mukostase* bei zähem Sekret und *Epitheldesquamation* weiter eingeengt.

Als Folge der obstruktiven Ventilationsstörung kommt es bei Obstruktion der großen Bronchien zu einem *Anstieg des Atemwegswiderstandes,* klinisch als *Giemen und Pfeifen* auch schon von den Patienten selbst wahrzunehmen. Ein Verschluß der kleinen Luftwege während der Exspiration (Obstruktion der kleinen Bronchien, *periphere Obstruktion)* führt zu einer Überblähung der Lungen und zu Veränderungen der Ventilations-Perfusions-Verhältnisse. Die Folge hiervon ist eine Hypoxämie, die sich bei körperlicher Belastung verstärkt.

Diagnostik (Tab. 3)

Die Anamnese ist der wichtigste Teil der Diagnostik: Die Frage nach Beginn, Häufigkeit, Saisonalität, Dauer und nach der Schwere der asthmatischen Beschwerden stehen am Anfang.

Ausführlich sollte in der *Umgebungsanamnese* nach Intensität von *Allergenkontakten* geforscht werden: Sind Haustiere vorhanden? – Material von Bett und Matratze? – Staubfänger und Teppiche? – Schimmel (auch versteckt)? – Hobbys, z. B. Reiten? – Nahrungsmittelunverträglichkeiten? – Raucher in der Wohnung?

Weiterhin ist von Interesse, welche auslösenden Faktoren bei den Patienten bereits beobachtet wurden, z. B. Infekte, bestimmte Allergene, kalte Luft oder körperliche Belastung.

Nach der Häufigkeit der asthmatischen Episoden wird das Asthma in den *Schweregrad* I – IV eingeteilt (Tab. 4), wobei auch die Lungenfunktion mit Erfassung der stillen Obstrukton (Überblähung) in den Schweregrad miteingehen sollte. Als eine Episode gilt eine Ruhedyspnoe über mindestens 6 Stunden.

Bei Patienten mit *chronisch persistierender peripherer Obstruktion* besteht häufig kein wesentliches Krankheitsgefühl, pfeifende Atmung von seiten der großen Atemwege wird nicht erfahren, und an

Tabelle 3

Diagnostik

- Anamnese
  - Eigenanamnese, Familienanamnese
  - Auslöser, Belastbarkeit
  - Umgebungsallergene
- Lungenfunktion
  - evtl. Messung der bronchialen Reaktivität
- Rö. Thorax, evtl. NNH
- IgE, Phadiatop, evtl. RAST
- Hauttest (Prickverfahren)
- evtl. bronchiale Provokation
- zur differentialdiagnostischen Abgrenzung
  - Schweißtest (Mukoviszidose)
  - Immunglobuline und IgG-Subklassen (Immunmangel)
  - Bronchoskopie (Fremdkörper, Tumoren)

die verringerte körperliche Belastbarkeit haben sich bereits viele Patienten gewöhnt. Hier geben nur detaillierte Lungenfunktionsuntersuchungen Aufschluß über den eigentlichen Zustand der Bronchien.

Tabelle 4

Schweregradeinteilung

Grad	Symptome	Lungenfunktion (im Intervall)
1	$<$ 5 Anfälle/Jahr	normal
2	6–12 Anfälle/Jahr (bis monatlich)	normal
3	$>$ 12 Anfälle/Jahr (bis monatlich)	leichte Überblähung und periphere Obstruktion
4	permanente Ruhedyspnoe (täglich) oder maligne Asthmakrisen	deutliche Überblähung und periphere Obstruktion

Bei Zweifel an der Diagnose kann eine unspezifische bronchiale Provokation zum Nachweis der *bronchialen Hyperreaktivität* nötig werden. Diese ist mit pharmakologischen Substanzen wie Metacholin und Histamin, jedoch auch mit physiologischen Reizen wie Kaltluftinhalation oder Laufbelastung (s. Kap. „Lungenfunktion") durchführbar. Die Schwere der bronchialen Hyperreaktivität korreliert oft mit der Schwere des Asthmas, also mit der Häufigkeit von Symptomen und der Höhe des Medikamentenbedarfs. Die Lungenfunktion dient weiterhin zum Nachweis der *Reversibilität* der Bronchialobstruktion durch Inhalation von β_2-Sympathikomimetika, auch kann die Wirksamkeit der durchgeführten Therapie lungenphysiologisch kontrolliert werden.

Bei jedem Asthmapatienten muß eine *Röntgenuntersuchung* des Thorax angefertigt werden, nicht zuletzt zur Abgrenzung von anderen, differentialdiagnostisch zu erwägenden Krankheitsbildern (s. oben). Häufig sieht man neben der Lungenüberblähung eine vermehrte peribronchiale Zeichnung als Ausdruck der chronischen Entzündung der Bronchialwände und atelektatische Bezirke (Abb. 3). Eine Kontrolle des Röntgenbefundes ist lediglich bei akuten und schweren Verläufen sowie fokalen Auskultationsbefunden mit Verdacht auf Pneumothorax oder massiven Atelektasen indiziert. Eine Röntgenuntersuchung der Nasennebenhöhlen dient zum Nachweis einer häufig vorhandenen Sinusitis, die für akute Verschlechterungen eines Asthmas verantwortlich sein kann.

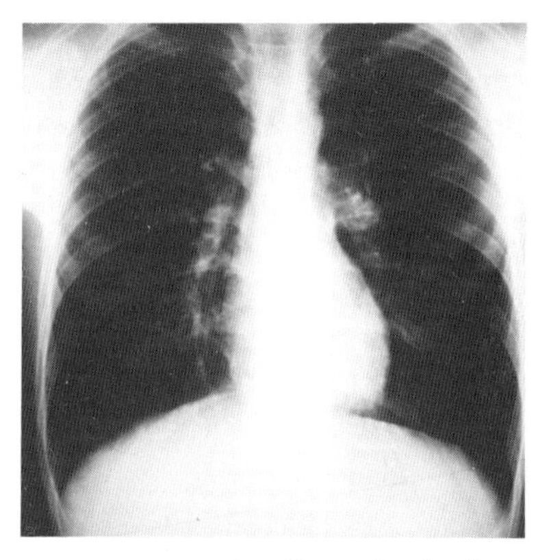

Abb. 3: Ausgeprägte Lungenüberblähung mit verschmälertem Mediastinalschatten, horizontalem Rippenverlauf und tiefstehenden, abgeflachten Zwerchfellen bei einem Asthmatiker. Trotz erhöhter Lungentransparenz verstärkte peribronchiale Zeichnung als Ausdruck der chronischen Bronchitis.

Der wesentliche Parameter der *immunologisch-allergologischen* Diagnostik ist die Bestimmung des IgE. Bei ca. 80 % der atopischen Asthmatiker wird ein Gesamt-IgE im Serum oberhalb des Normbereichs gefunden, bei den verbliebenen 20 % der Atopiker findet sich oft bei normalem Gesamt-IgE ein erhöhtes spezifisches IgE. Mit dem Phadiatop-Test, einem ELISA-Test auf spezifisches IgE gegenüber häufigen Inhalationsallergenen, kann man dieses spezifische IgE dann nachweisen. Dieser Test ist jedoch erst ab dem zweiten Lebensjahr sinnvoll, da vorher noch keine wesentliche Exposition gegenüber den gebräuchlichen Inhalationsallergenen stattgefunden hat.

An kutane Mastzellen gebundenes spezifisches IgE kann mittels Hauttestung einfach nachgewiesen werden, wobei im Kindesalter das Prick-Verfahren zu empfehlen ist. Der Hauttest ist der Bestimmung von spezifischem IgE im Serum mittels RAST nicht unterlegen, lediglich wesentlich billiger. Der Prick-Test kann schon im frühen Kindesalter durchgeführt werden, hat jedoch bei Säuglingen im Falle eines negativen Befundes eine geringe Aussagekraft.

Sowohl die Ergebnisse des Hauttestes als auch die der anderen Nachweisverfahren von spezifischem IgE sollte man, insbesondere wenn sie mit der erhobenen Anamnese nicht übereinstimmen, sehr kritisch werten, da sie keine Aussagen über die aktuelle Sensibilisierung an den Schleimhäuten ermöglichen. Zur sicheren allergenbezogenen Asthmadiagnostik sind *inhalative bronchiale Provokationen* mit hochgereinigten Allergenen (s. Kap. „Lungenfunktion“) notwendig. Bei Pollenallergenen wird jedoch zwischen Haut- und Schleimhautallergie eine 80–90 %ige Übereinstimmung gefunden, bei Hausstaubmilbe bzw. Schimmelpilzen ist diese Konkordanz wesentlich geringer. Provokationen mit Hausstaubmilbe können wegen häufiger verzögerter Sofortreaktion bzw. Spätreaktionen nur unter stationären Bedingungen in einem hiermit erfahrenen pädiatrischen Zentrum durchgeführt werden.

Bei der kleinen Gruppe der *intrinsischen* Asthmatiker, bei denen keine allergische Diathese besteht, spielt – wie oben erwähnt – die Überprüfung von differentialdiagnostisch in Frage kommenden Krankheitsbildern eine wesentliche Rolle, weil diese mit den Symptomen einer Asthmaerkrankung einhergehen können. Aus diesem Grunde sind Schweißteste zum Ausschluß einer Mukoviszidose, umfangreiche immunologische Untersuchungen inkl. Immunglobuline mit IgG-Subklassen-Bestimmungen zum Ausschluß von Immunmangel-Erkrankungen als auch evtl. bronchologische Untersuchungen zum Nachweis von Bronchialfehlbildungen oder intrabronchialen Fremdkörpern/Tumoren notwendig.

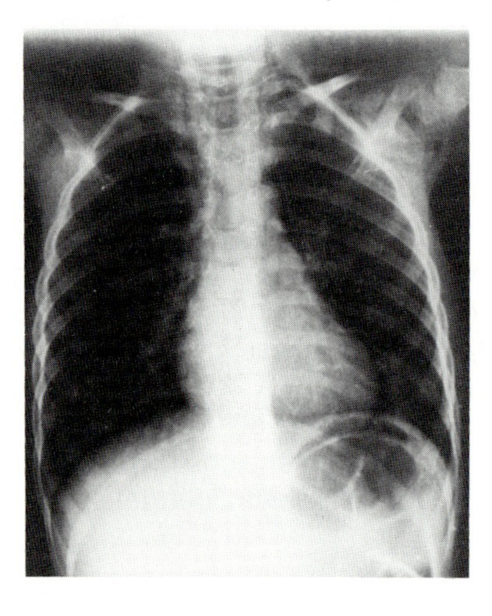

Abb. 4a: Dreijähriger Junge mit persistierender therapieresistenter bronchialer Obstruktion ohne Allergiebelastung in der Familie oder Hinweis auf Atopie in der Eigenanamnese bei normalem IgE. Ebenfalls kein anamnestischer Hinweis auf Fremdkörperaspiration. Auskultatorisch Giemen und Brummen symmetrisch über beiden Lungen. Im Röntgenbild mittelständiges Herz, kein Mediastinalpendeln, keine einseitige Überblähung, mäßige peribronchiale Zeichnungsvermehrung.

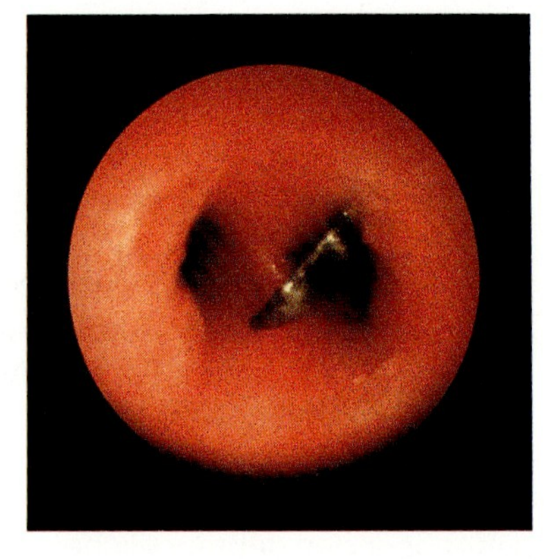

Abb. 4b: Bronchoskopie: Fremdkörper in der Trachea auf der Carina aufsitzend, entzündete Schleimhaut. Nach Fremdkörperextraktion innerhalb von 24 Stunden keine Obstruktion mehr nachweisbar, keine weiteren Beschwerden.

Therapie

Die Form der Therapie bei Asthma bronchiale richtet sich in Form einer *Stufentherapie* nach der Schwere des Asthmas, der Häufigkeit der asthmatischen Beschwerden und dem Ergebnis der Lungenfunktion. Durch die modernen Therapeutika ist es heute möglich, asthmakranken Kindern ein im wesentlichen unbeeinträchtigtes Leben mit Teilnahme an den normalen, altersgemäßen kindlichen Aktivitäten zu ermöglichen. Ein weiteres Ziel der konsequenten Therapie der Kinder ist die Verhinderung von Spätschäden im Erwachsenenalter (s. oben).

Voraussetzung für eine sinnvolle Therapie ist die Kooperation zwischen behandelndem Arzt und Patient sowie Eltern und somit deren ausführliche Information über die Erkrankung, über Auslöser und über Medikamente, deren Anwendungen und Nebenwirkungen. Die Beratung über *Umweltsanierungen* bei vorhandener allergischer Diathese sollte einen breiten Raum einnehmen. Hierbei muß, unabhängig von den Ergebnissen der Hautteste und der Untersuchungen auf spezifisches IgE im Serum, bei allen asthmatischen Patienten ausführlich die *Reduktion von Hausstaub* (fast 90 % der kindlichen Asthmatiker sind auf Hausstaubmilbe sensibel), die *Vermeidung von Schimmel,* die *Abschaffung von Haustieren* und das *Einstellen des häuslichen Rauchens* besprochen werden. Durch eine umfassende Allergenreduzierung in der Umgebung des Kindes kann man langfristig eine Reduktion der bronchialen Hyperreaktivität und somit eine Verbesserung des Asthmas erreichen.

Zur medikamentösen Therapie:

Antiasthmatika der ersten Wahl sind die *β_2-Sympathikomimetika,* die, inhalativ appliziert, bereits nach 10–15 Minuten eine gute bronchodilatatorische Wirkung über die Dauer von 3–4 Stunden zeigen. Retardpräparate mit über 12stündiger Wirkung haben sich in ersten Untersuchungen als wirksam erwiesen. Zwischen den einzelnen β_2-Sympathikomimetika-Präparaten gibt es bezüglich den bei inhalativer Applikation selten auftretenden Nebenwirkungen keine wesentlichen Unterschiede. Die Wirkung dieser Medikamentengruppe beruht nicht nur auf einem bronchodilatatorischen Effekt, sondern auch auf einer Mastzellenstabilisierung und einer positiven Beeinflussung der mukoziliären Clearance.

Die meisten β_2-Sympathikomimetika stehen als Aerosole und Inhalationslösung zur Verfügung. Ab dem Schulalter kann die Technik der *Aerosol-Anwendung* erlernt werden, sie wird jedoch auch von vielen Erwachsenen nicht problemlos beherrscht. Die Vorschaltung einer Inhaltationskammer (Volumatik®, Firma Glaxo oder Nebulator®, Firma Astra) kann die intrabronchiale Applikation des Aerosols (maximal 10 % der applizierten Dosis!) deutlich erhöhen und empfiehlt sich bei suboptimaler *Inhalationstechnik.* Optimale Technik bedeutet: Komplette Ausatmung, Spray vor den geöffneten Mund halten, langsame und tiefe Inspiration beginnen, gleichzeitig Aerosol auslösen und nach Ende der maximalen Inspiration den Atem möglichst lange anhalten.

Die einmal erlernte Aerosol-Technik sollte bei jeder Gelegenheit erneut überprüft werden, da sich oft Fehler einschleichen, die sich beträchtlich auf den bronchodilatatorischen Effekt auswirken können. Neben den Aerosolen stehen manche Präparate auch als Pulver in Kapseln zur Inhalation zur Verfügung (Rota-Haler®, Rota-Disk®). Zur optimalen Verteilung des Puders nach Sprengung der Kapsel ist jedoch eine ausreichende inspiratorische Stromstärke notwendig, die von kleinen Kindern bzw. Kindern mit akuter Atemwegsobstruktion nicht aufgebracht werden kann.

Die Inhalation mittels elektrischer *Druckluftvernebler* (z. B. Pari Inhalierboy®) ist in den meisten Fällen intensiver als die Aerosol-Applikation und auch bei Kurzatmigkeit problemlos durchzuführen. Sie empfiehlt sich also für den akuten Asthmaanfall im gesamten Kindesalter bzw. zur Inhalationstherapie bei Kindern und Säuglingen, bei denen eine Aerosol-Therapie nicht möglich ist. Während die Säuglinge über eine Maske inhalieren müssen, sollten *Kleinkinder* schon frühzeitig an die *Inhalation mittels Mundstück* gewöhnt werden, um den intranasalen Aerosol-Niederschlag zu verringern. Die Eltern müssen auch regelmäßig eine Desinfektion der Inhalationsteile (z. B. mit hypochlorischer Säure, Milton®) durchführen, um eine Inhalation von nicht selten sich bildenden Schimmelpilzen und Bakterien zu verhindern.

Da durch die elektrischen Inhalationsgeräte und die β_2-Sympathikomimetika eine sehr wirksame häusliche Therapie des Asthmas möglich geworden ist, sollten die Patienten bzw. deren Eltern sehr gut darüber aufgeklärt werden, wann die *Grenze der Eigentherapie* erreicht ist, um ein zu spätes Aufsuchen des Arztes zu vermeiden. Eine solche Situation ist gegeben, wenn vierstündliche Inhalation mit β_2-Sympathikomimetika nicht mehr ausreichen, die akuten asthmatischen Beschwerden unter Kontrolle zu halten.

β_2-Sympathikomimetika sind auch *oral* applizierbar, z. B. bei Säuglingen und Kleinkindern, bei denen aufgrund der geringen Häufigkeit der asthmatischen Beschwerden die Verordnung eines Inhalationsgerätes nicht notwenig erscheint. Nach *oraler Gabe* (Wirkungsmaximum nach ca. 2 Stunden) finden sich jedoch häufiger *Nebenwirkungen wir Tremor oder Tachykardien* als bei der inhalativen Anwendung. Die Entwicklung von Retardpräparaten ermöglicht mittlerweile eine zweimal tägliche Gabe eines oralen β_2-Sympathikomimetikums (s. Tab. 5).

Weitere orale Bronchodilatatoren sind die *Theophylline.* Wegen potentiellen und auch nicht seltenen Nebenwirkungen wie Übelkeit, Erbrechen, Kopfschmerzen, Bauchschmerzen und Schlafstörungen ist hierbei nach Therapiebeginn eine Blutspiegelkontrolle notwendig, der *therapeutische Bereich liegt zwischen 8 und 20 mg/l,* wobei ein Spiegel im hohen Bereich auch eine bessere bronchodilatatorische Wirkung erzeugt. Leider sind auch bei therapeutischen Serumspiegeln Nebenwirkungen nicht ausgeschlossen, insbesondere Konzentrations- und Lernschwierigkeiten werden bei spiegelkontrollierten Langzeittherapien beobachtet.

Mittlerweile stehen zur Therapie mikroverkapselte *Retardpräparate* zur Verfügung, die eine zweimal tägliche Dosierung erlauben. Säuglinge und Kleinkinder können die voluminösen Kapseln nicht schlukken, bei einigen Präparaten ist es jedoch möglich, die Kapsel zu öffnen und die mikroverkapselten Kügelchen (Pellets) mit Joghurt o. ä. zu verabreichen. Die individuelle orale Resorption hängt von der Nahrungsaufnahme ab, ist jedoch fast vollständig. Große inter- und intraindividuelle Variationen gibt es bei der Metabolisierungsrate, die zudem noch altersabhängig ist (s. Tab. 5). *Spiegelkontrollen* sollten deshalb bei einer Dauertherapie mindestens alle sechs Monate, bei Verdacht auf Überdosierung (Nebenwirkungen) oder bei mangelhafter Wirkung durchgeführt werden, und zwar bei Retardpräparaten vor der Gabe als Talwert oder 4 Stunden nach Einnahme als Spitzenwert. Bei Beginn einer Theophyllintherapie (mit Ausnahme des akuten Anfalls) muß einschleichend über eine Woche gesteigert

Tabelle 5

Medikamentöse Therapie

a) β_2-Sympathikomimetika
- Aerosol (4 × 1 – 2 Hub)
- Puderform Kps. (4 × 1 Kps.)
- Inhalationslösung (z.B. Salbutamol 4 × 1 Trpf./Lebensjahr, max. 0,03 ml/kg pro Inhalat in 2 ml NaCl)
- oral (z.B. Salbutamol 0,1 – 0,15 mg/kg bis 4 × oder Tulobuterol)

b) Theophylline
- Tropfenlösung (Sofortwirkung, kurze Dauer)
- Retardpräparate (mikroverkapselt, 2–3 mal tägliche Dosierung)
- i.v. Präparate
- Dosis altersabhängig:

6–52 Wochen	(0,2 × Wochen + 5) mg/kd/d
1– 8 Jahre	24 mg/kg/d
9–11 Jahre	20 mg/kg/d
12–16 Jahre	19 mg/kg/d
> 16 Jahre	13 mg/kg/d (max. 900 mg/d)

c) Ipratropiumbromid (Atrovent®)
- Atrovent® Aerosol (4 × 1 – 2 Hub/d)
- Atrovent® Inhalationslösung (0,5 – 1 ml bis zu 4 ×/d in 2 ml NaCl)

d) Dinatriumchromoglykat
- Aerosol (3 – 4 + 2 Hub)
- Inhalationslösung (3 – 4 × 1 Amp.)
- Puderform Kps. (3 – 4 × 1 Kps.)
- oder:

Nedocromil (Tilade®)
- Aerosol (3 – 4 × 2 Hub)

e) Ketotifen
- Zaditen® (2 × 1 – 2 Kps.)
- Zaditen® Sirup (2 × 5 – 10 ml)

f) inhalative Steroide (Dosis möglichst < 800 µg/d)
- Beclomethason (Sanasthmyl®, Sanasthmax®)
- Budesonid (Pumicord®)

g) orale Steroide (Dosis s. Text)
- Prednison/Prednisolon
- Methylprednisolon

werden, um ein plötzliches Auftreten von Nebenwirkungen zu verhindern, die dann den Patienten veranlassen würden, das Medikament frühzeitig abzusetzen.

Das Vagolytikum *Ipratropiumbromid* (Atrovent®) hat ebenfalls einen bronchodilatatorischen Effekt, wenn auch von geringerem Ausmaß als die β_2-Mimetika. Seine Wirkung setzt später ein, dauert länger an und Nebenwirkungen sind nicht bekannt. Deshalb empfiehlt sich bei diesem Präparat eine Kombination mit β_2-Sympathikomimetika, zumal es ebenfalls inhalativ appliziert wird. Besonders im ersten Lebensjahr sollte bei dem gelegentlich zu beobachtenden mangelhaften Ansprechen auf β_2-Sympathikomimetika ein Versuch der Kombinationstherapie mit Ipratropiumbromid unternommen werden.

Neben Allergenvermeidung bzw. -reduktion stellt *Dinatriumchromoglykat* (DNCG) ein effektives Asthmaprophylaktikum dar. Es wirkt über Mastzellenstabilisierung inhibierend auf die Freisetzung von Mediatoren, ob der Triggerreiz immunologischer oder nicht-immunologischer Natur ist, d. h. sowohl bei allergen- als auch infektausgelöstem Asthma. Auch die Reflexbronchokonstriktion, bei der wahrscheinlich eine Mediatorfreisetzung keine Rolle spielt, wird inhibiert. Der Nachweis, daß über DNCG auch der Grad der bronchialen Hyperreaktivität zu senken ist, wurde inzwischen mehrfach erbracht, so daß eine *Anwendung bei jeder Form des Asthmas indiziert* erscheint, sobald die Häufigkeit der Beschwerden eine Dauerprophylaxe notwendig macht. Als Prophylaktikum muß DNCG täglich drei- bis viermal lokal an den Bronchien appliziert werden, entweder mittels Aerosol bzw. Puderkapseln (Spin-Haler®) oder mittels wäßriger Lösung unter Verwendung eines Inhalationsgerätes. Die notwendige Fortsetzung der *regelmäßigen* DNCG-Anwendung auch in den beschwerdefreien Intervallen ist häufig ein Problem für viele Familien und Ursache für Mißerfolge mit diesem nebenwirkungsfreien Medikament. Bei Pollenasthma ist eine *präsaisonal zu beginnende* DNCG-Inhalation stets zu befürworten, ebenso wie die Anwendung kurz vor zu erwartender körperlicher Anstrengung, da DNCG einen guten Schutz vor Belastungsasthma bietet. Fixe Kombinationen mit β_2-Sympathikomimetika sind nur sinnvoll, wenn eine Dauertherapie mit dem Bronchodilatator notwendig ist. Meist jedoch werden die β_2-Sympathikomimetika bei Beschwerden nach Bedarf zusätzlich genommen. Hingegen ist eine Kombination mit einer Theophyllin-Dauertherapie sinnvoll, wenn die Schwere des Asthmas dieses nötig macht.

Auch *Ketotifen* kann wahrscheinlich, einigen Studien zufolge, die für das Asthma so wesentliche bronchiale Hyperreaktivität reduzieren; jedoch haben Langzeitstudien bei Kindern nicht zu überzeugenden Erfolgen geführt. Die als Nebenwirkung auftretende Müdigkeit ist selten ein Problem.

Ein neues potentes Asthmaprophylaktikum, *Nedocromil* (Tilade®) steht seit kurzem zur inhalativen Anwendung als Aerosol zur Verfügung und kann offensichtlich über die mastzellstabilisierende Wirkung des DNCG hinaus auch andere an der Pathogenese des Asthmas beteiligte Zellen inhibieren.

Die *Steroide* haben lange als die letzte therapeutische Instanz gegolten. Durch Entwicklung *inhalativer* Formen, die lokal wirken und nach evtl. Resorption rasch metabolisiert werden, sind diese anti-inflammatorisch wirksamen Medikamente weit in den Vordergrund der Therapeutika gerückt. Aus zahlreichen Studien, mittlerweile auch im Kindesalter, kennt man die überragend positiven Effekte und die gut zu kontrollierenden Nebenwirkungen, so daß in vielen Asthmazentren diese Präparate bereits als Mittel der zweiten, ja sogar zum Teil der ersten Wahl eingesetzt werden. Ein wesentlicher Vorteil der *lokalen Steroide* gegenüber den Bronchodilatatoren ist das frühe Ansetzen der Wirkung in der pathogenetischen Kaskade des Asthmas: die asthmatische Entzündung wird verhindert, insbesondere die verzögerte Sofortreaktion wird unterdrückt mit der Folge einer deutlichen Senkung der bronchialen Hyperreaktivität. Wenn man bei Kindern unter der *Dosierung von 800 μg pro Tag* Beclometason oder Budesonid bleibt, sind *systemische Nebenwirkungen* nicht beobachtet worden. Die lokalen Probleme mit oralem Soor sind durch Benutzen einer dem Aerosol vorgeschalteten *Inhalationskammer* (Nebulator®, Volumatik®) und durch gründliches Ausspülen des Mundes bzw. Nahrungsaufnahme nach der Inhalation zu reduzieren. Heiserkeit wird häufig beobachtet, ist jedoch auch bei Fortsetzen der Therapie meist rasch rückläufig.

Von diesen Präparaten stehen ebenfalls Aerosole und Puderkapseln zur Verfügung, eine Inhalationslösung für Druckluftvernebler ist derzeit noch nicht auf dem bundesdeutschen Markt, kann aber über die internationale Apotheke bei Bedarf beschafft werden (Becotide®, Fa. Glaxo).

Eine kurzfristige, über 5–10 Tage dauernde Stoßtherapie mit *oralen Steroiden* (2 mg/kg/Tag Prednison-Äquivalent, maximal 60 mg/Tag) kann gelegentlich bei akuten und schweren Asthmaepisoden notwendig werden und bedarf danach keines Ausschleichens. Orale Langzeittherapien sind aufgrund des Effektes auf Wachstum, Immunsystem etc. zu vermeiden und dank der obengenannten lokalen Steroid-Medikation heute selten notwendig. Man sollte stets versuchen, nach Normalisierung der Lungenfunktion langsam die Steroid-Dosis bis auf eine möglichst geringe Erhaltungsdosis (5–10 mg Prednison in einer einmaligen morgendlichen Dosis) zu reduzieren, evtl. ist auch eine alternierende Gabe zu versuchen. Auf den steroidsparenden Effekt von zusätzlichen inhalativen Steroiden sollte jedoch niemals verzichtet werden.

Je nach Grad des Asthmas empfiehlt sich eine *Stufentherapie* (Tab. 6), wobei die Gradeinteilung nach der Häufigkeit der asthmatischen Beschwerden erfolgt. Patienten mit einem Asthma I. Grades (unter 5 Anfällen oder Episoden im Jahr) benötigen lediglich intermittierend β_2-Sympathikomimetika zur Kontrolle der gelegentlichen Beschwerden. Bei *mehr als 5 asthmatischen Episoden pro Jahr* (Grad II) sollte bereits eine *Dauerprophylaxe,* z. B. mit DNCG begonnen werden, in der Betreuung von erwachsenen Asthmatikern werden hier bereits inhalative Steroide eingesetzt. Sollte die regelmäßige DNCG-Prophylaxe aus Compliance-Gründen nicht möglich sein, empfiehlt sich der Beginn einer Theophyllintherapie mit einem Retardpräparat, bei fehlendem Ansprechen auf DNCG oder Theophyllin bzw. bei Unverträglichkeit von Theophyllin in therapeutischem Spiegelbereich und bei allen Fällen von Asthma bronchiale Grad III sollten auf jeden Fall lokale Steroide eingesetzt werden. Bei viertgradigem Asthma oder Dauerasthma sind neben inhalativen Steroiden gelegentlich orale Steroide notwendig, zuzüglich zur übrigen Therapie mit DNCG,

Tabelle 6

Stufentherapie des Asthmas	
Grad I	Intervalltherapie mit β_2-Sympathikomimetika (inhalativ oder oral)
Grad II	Dauertherapie mit DNCG inhalativ, bei fehlender Inhalations-Compliance Theophyllin oral Intervalltherapie s. oben
Grad III	Dauertherapie mit inhalativen Steroiden evtl. Kombination von DNCG und Theophyllin Intervalltherapie s. oben
Grad IV	Dauertherapie mit inhalativen Steroiden und Theophyllin/DNCG evtl. zusätzl. orale Steroide

Theophyllin, evtl. auch mit Ipratropiumbromid. *β_2-Sympathikomimetika* stehen bei allen Stufen der Asthmatherapie für die *Akut-Behandlung* asthmatischer Beschwerden zur Verfügung.

Ein wichtiger Bestandteil der antiasthmatischen Therapie ist die *Sekretolyse,* wobei eine ausreichend hohe Flüssigkeitszufuhr das beste Sekretolytikum darstellt. Auch das regelmäßige Inhalieren mit wäßrigen Lösungen wie Kochsalz (oder DNCG) trägt weiter zur Sekretolyse bei.

Hyposensibilisierungen sind bei Asthma bronchiale sinnvoll, wenn ein Pollenasthma vorliegt, da hier mit einer hohen Wahrscheinlichkeit (ca. 80 %) ein positiver Effekt von der Immuntherapie zu erwarten ist. Bei Hausstaubmilbenallergien sind die Ergebnisse sehr unterschiedlich, und eine aktuelle bronchiale Sensibilisierung mit der Hausstaubmilbe sollte stets vor Beginn einer Hyposensibilisierung mittels bronchialer Provokation gesichert werden. Von Schimmelpilzen liegen bisher keine reinen Allergenpräparate vor, eine Immuntherapie mit den zur Verfügung stehenden Allergenen ist derzeit nicht sinnvoll. Wenn man sich zu einer Immuntherapie entschließt, sollte diese subkutan erfolgen, da die Ergebnisse mit der oralen Hyposensibilisierung im wesentlichen von einer Plazebotherapie nicht zu unterscheiden sind; meist ist ein Therapiezeitraum von drei Jahren anzustreben.

Tabelle 7

Therapie des Status asthmaticus

- allgemeine Maßnahmen
  Flüssigkeitszufuhr i.v. (1,5facher Bedarf)
  Sauerstoffanreicherung
  Hochlagerung des Oberkörpers
  evtl. Sedierung mit Chloralhydrat
- Salbutamolinhalation
  0,03 ml/kg in 2 ml NaCl
  wenn kein Inhalationsgerät:
  Terbutalin 0,005 mg/kg s.c. alle 30 min (max. 3 ×)
  max. Dosis 0,5 mg in 4 Std.
- in der Klinik Fortsetzung der Salbutamolinhalation
  bis zu stündlich 0,03 ml/kg in 2 ml NaCl
- Theophyllin Bolus i.v. 6 mg/kg über 20 min,
  danach kontinuierliche Infusion

2– 5 Monate	0,4 mg/kg/h
6–11 Monate	0,7 mg/kg/h
1– 9 Jahre	1,0 mg/kg/h
9–12 Jahre	0,8 mg/kg/h
12–16 Jahre	0,7 mg/kg/h
> 16 Jahre	0,6 mg/kg/h

- evtl. Salbutamol i.v. (Intensivstation)
  10 μg/kg über 10 min,
  danach 0,2 μg/kg/min
  Erhöhung alle 15 min bis max. 4 μg/kg/min

Jeder *Status asthmaticus* (d. h.: Dauer der asthmatischen Beschwerden über 12 Stunden und fehlendes Ansprechen auf inhalative β_2-Sympathikomimetika) muß stationär betreut werden, vor dem Transport in die Klinik kann evtl. Terbutalin (Bricanyl®) subkutan verabreicht werden (Tab. 7), auch bereits ein Theophyllinbolus von 5–6 mg/kg, entweder oral in Form von rasch resorbierbaren Tropfen oder langsam intravenös unter Pulskontrolle; eine rektale Theophyllin-Applikation ist aufgrund unsicherer Resorptionsverhältnisse abzulehnen. In der Klinik besteht die Therapie aus bis zu stündlichen und hoch dosierten inhalativen β_2-Sympathikomimetika-Applikationen, hoch dosierten intravenösen Theophyllingaben mit angestrebten Spiegel im oberen therapeutischen Bereich, reichlicher intravenöser Flüssigkeitszufuhr und der frühen Gabe von intravenösen Steroiden. Sollte eine Ateminsuffizienz unausweichlich drohen, bieten intravenöse β_2-Sympathikomimetika als Dauerinfusion (z.B. Salbutamol als Ventulin®) unter Intensivüberwachung noch eine Möglichkeit, die schwierige und komplikationsreiche Beatmung eines Asthmapatienten abzuwenden.

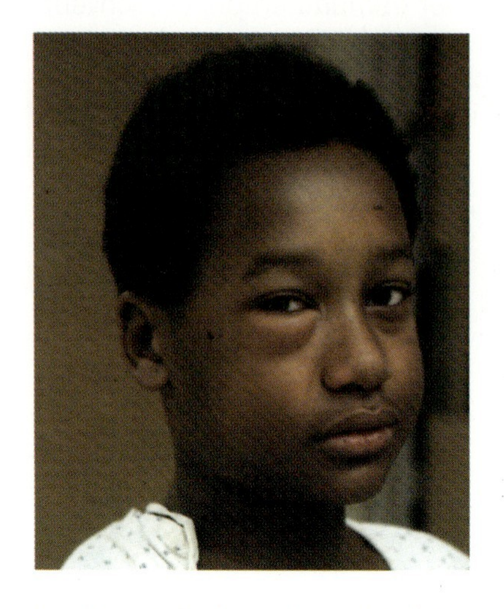

Abb. 5a: Eine plötzlich im Rahmen eines Asthmaanfalls auftretende Schwellung im Bereich des Gesichtes bei einem Asthmatiker muß nicht immer allergischer Genese sein. Die Palpation dieser einseitigen periorbitalen Schwellung ergab ein Knistern wie bei einem Hautemphysem.

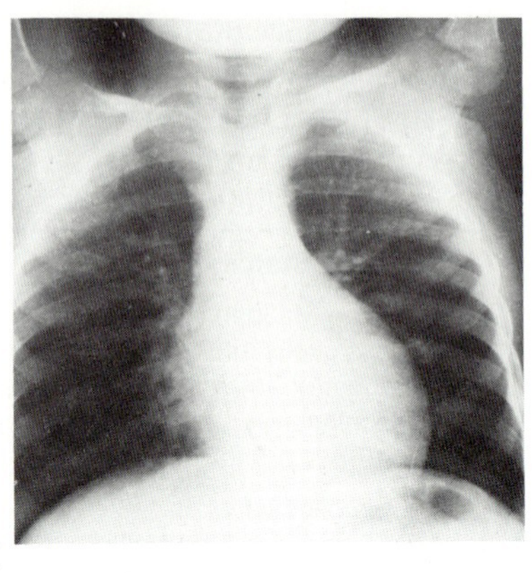

Abb. 5b: Das Röntgenbild zeigte ein Haut- und Mediastinalemphysem mit Luft in den Muskellogen im Bereich der Schulter und des Halses. Ein Mediastinalemphysem entsteht im Rhamen eines akuten Asthmaanfalls als Folge eines Einrisses im Lungenparenchym und Entweichen der Luft entlang den Lymphspalten und Gefäßscheiden zum Mediastinum.

Langzeitbetreuung

Kinder mit Asthma bronchiale bedürfen einer sehr *intensiven Betreuung,* immer wieder müssen mögliche Asthma-auslösende Faktoren gesucht und mit der Familie im einzelnen besprochen werden, immer wieder ist die Compliance mit den Medikamenten und die Inhalationstechnik zu überprüfen. Auf regelmäßige *sportliche Betätigung,* evtl. unter Schutz von DNCG oder β_2-Sympathikomimetika, sollte geachtet werden, bei bereits bestehender chronischer Thoraxdeformierung kann eine regelmäßige *Atemgymnastik* eine Verbesserung der Atemmechanik schaffen. Die dritt- bis viertgradigen Asthmatiker sollten in enger Zusammenarbeit mit einer auf *Asthma bronchiale spezialisierten Ambulanz* betreut werden, in der die Möglichkeit einer detaillierten Lungenfunktionsuntersuchung besteht. Die Schwere des Asthmas bei chronischer oder stiller Obstruktion wird häufig unterschätzt, die steigende Zahl von Asthma-Toten im jugendlichen Alter ist dadurch bedingt, daß viele Patienten ihre ausgeprägte periphere Obstruktion mit Hypoxie nicht ausreichend wahrnehmen und somit untertherapiert sind. Hier muß eine Prävention durch umsichtige und regelmäßige Überwachung ansetzen.

Bibliographie

1) F. Riedel und C.H.L. Rieger: Asthma bronchiale im Kindesalter – eine aktuelle Übersicht. Prax. Klin. Pneumol. 41 (1987) 242–258

2) S. Godfrey: Childhood asthma. In: Asthma, Ed. T.S.H. Clark, S. Godfrey. Chapman and Hall, London (1983)

3) D. Reinhardt: Asthma bronchiale. In: Pädiatrische Allergologie und Immunologie. Ed. U. Wahn, R. Seger, V. Wahn. Fischer-Verlag, Stuttgart (1987)

4) G.G. Canny, H. Lenson: The modern management of Childhood asthma. Pediatr. Res. Communic. 1 (1987)

Mukoviszidose

von Frank Riedel

Die Mukoviszidose (zystische Fibrose) gehört mit einer Inzidenz von 1 : 2 000 – 2 500 hierzulande zu den häufigsten angeborenen Erkrankungen. Die ursprünglich niedrige Lebenserwartung konnte durch frühe Diagnosestellung und verbesserte therapeutische Möglichkeiten erheblich gesteigert werden und liegt derzeit in den meisten Zentren durchschnittlich zwischen 20 und 30 Jahren.

Genetik

Die Mukoviszidose ist eine autosomal rezessive Erkrankung, wobei rechnerisch eine *Heterozygotenhäufigkeit* von ca. 5 % besteht. Jeder 20. Europäer ist also Träger des CF-Gens. Kürzlich wurde von Forschergruppen in Toronto und in Ann Arbor das CF-Gen auf dem langen Arm des Chromosoms 7 identifiziert. Bisher waren über sechs Markergene in der Nachbarschaft des CF-Gens bereits in über 90 % der betroffenen Familien eine pränatale Diagnostik aus Chorionzotten möglich.

Bei dem jetzt identifizierten CF-Gen handelt es sich um ca. 250 Kilobasen, die 1.480 Aminosäuren kodieren. Das Endresultat ist ein Protein mit Membraneigenschaften, das wahrscheinlich den Transport von Ionen regelt. Der Gendefekt der Mukoviszidose besteht bei 70 % der Patienten im Fehlen eines Phenylalanins, also einer einzigen Aminosäure in Position 508.

Pathogenese

Die intensive Forschung über den zellulären Ionen- und Flüssigkeitstransport bei Mukoviszidose hat zahlreiche neue pathophysiologische Konzepte ergeben, ohne jedoch einen zugrunde liegenden Defekt der Mukoviszidose definieren zu können. Es ist mittlerweile bekannt, daß Sekrete von serösen Drüsen eine erhöhte Konzentration von anorganischen Ionen, Sekrete von mukösen Drüsen eine erhöhte Viskosität neben einer abnormalen Glykoproteinzusammensetzung des Mucus aufweisen. Die mukoziliare Clearance der Lunge ist aufgrund von hyperviskösem Sekret ebenfalls reduziert. Ob ein spezieller CF-Faktor ursächlich noch eine Rolle spielt, konnte bisher nicht eindeutig geklärt werden. Veränderter transmembranöser Anionen- und Wassertransport spielt an vielen Drüsenepithelien eine Rolle und führt zu pathologischen Elektrolyt- und Wasserkonzentrationen in den Sekreten von Schweiß, Pankreas- und Bronchialsekret.

Diagnostik

Die Schweiß-Elektrolytbestimmung nach *Pilocarpin-Iontophorese* ist seit der Erstbeschreibung durch Gibson und Cook 1959 die beste Methode zum Nachweis oder Ausschluß einer Mukoviszidose. Trotz einer hohen Sicherheit kommen gelegentlich falsch-negative Testergebnisse vor, meist jedoch im Zusammenhang mit unzureichender oder nicht standardisierter Technik. Deshalb sollte dieser Test nur in Zentren durchgeführt werden, die über entsprechende Erfahrung mit dieser Diagnostik verfügen.

Wichtige Voraussetzung für ein zuverlässiges Ergebnis ist das Sammeln einer ausreichenden Schweißmenge (mindestens 50 mg, besser 100 mg). Letzteres stellt im Alter bis zu acht Wochen ein besonderes Problem dar, da junge Säuglinge trotz Stimulation häufig nicht ausreichend schwitzen.

Ein Wert von 60 mmol/l Chlorid ist sicher pathologisch, auch im Erwachsenenalter, obwohl hier die Normalwerte etwas höher liegen (Abb. 1). Sollte das Natrium bestimmt werden, so liegt es minimal über dem Chlor, an den Normalwerten ändert sich jedoch nichts Wesentliches. Ein Wert zwischen 40 und 60 mmol/l Chlor oder Natrium definiert einen Grenzbereich (bei Erwachsenen zwischen 50 und 60 mmol/l). Bei Patienten mit Schweißelektrolyten in diesem Bereich wird selten eine Mukoviszidose diagnostiziert bzw. nur eine geringe pulmonale bei fehlender gastrointestinaler Beteiligung der Mukoviszidose gefunden. Durch die Identifizierung des CF-Gens ist

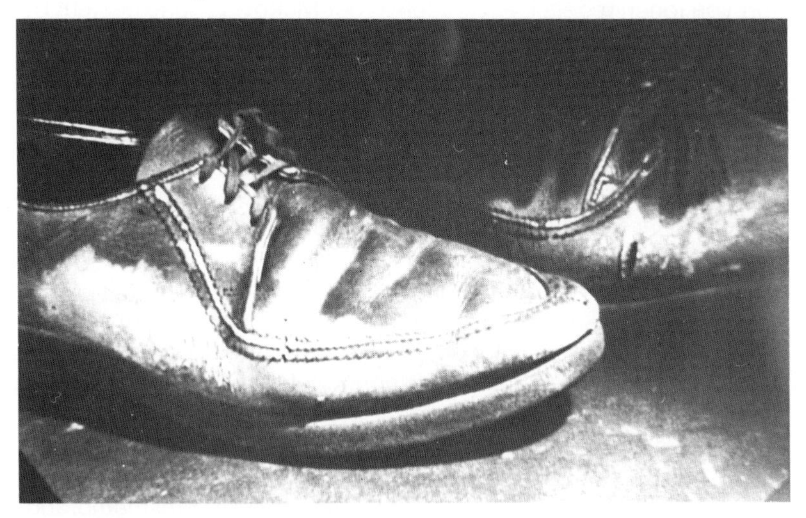

Abb. 1: Salzränder an den Schuhen eines Erwachsenen nach einer Wanderung im Sommer zeigen den vermehrten Salzgehalt des Schweißes bei Mukoviszidose.

in unklaren Fällen eine sichere Diagnose durch Untersuchung des genetischen Materials möglich.

Falsch-positive Testergebnisse sind selten. Sie kommen bei folgenden Krankheiten vor: ausgeprägte Mangelernährung, Hypothyreose, Nebennierenrindeninsuffizienz, Mukopolysaccharidose, nephrogener Diabetes insipidus und Glykogenspeicherkrankheiten vom Typ I.

Alternative Methoden, die häufig eine Zeitersparnis bringen, wie kutane Chloridmessung mit spezifischen Elektroden oder Leitfähigkeitsuntersuchungen, sind der Standardmethode an Sicherheit unterlegen und eignen sich lediglich als Screening-Tests. Messungen von elektrischen Differenzen über das Nasenschleimhautepithel mit speziellen Sonden scheint vielversprechend zu sein. Weiterentwicklungen müssen hier jedoch noch abgewartet werden.

Als *Screening-Methode* in der Neugeborenenperiode wurde über einige Jahrzehnte der BM-Test zum Nachweis von hohem Albumingehalt im ersten Mekonium der Neugeborenen durchgeführt. Dieser Test hat jedoch oft zu falsch-positiven und vor allem auch zu falsch-negativen Ergebnissen geführt, er ist deshalb wieder verlassen worden. Als neuer möglicher Screening-Test gilt derzeit die Bestimmung des *immunreaktiven Trypsins* aus dem Blut in der Neugeborenenperiode. Durch Obstruktion des Pankreasganges in utero kommt es bei Mukoviszidose zu einem Übertritt von Trypsin in die fetale Zirkulation und somit zu einer Erhöhung von Trypsin in der Neugeborenenperiode. Danach sinkt der Trypsingehalt bei sich entwickelnder Pankreasinsuffizienz wieder ab.

Diskutiert wird derzeit auch der für diesen Test günstigste Zeitpunkt. Sinnvoll ist eine Untersuchung bei der 2. Vorsorgeuntersuchung (U 2) aus dem Blut, das für den Guthrie-Test und das TSH-Screening abgenommen wird (Filterpapier). Im positiven Ausfall (ca. 1 %) sollte bei der U 3 eine Wiederholung stattfinden und bei erneut erhöhten Werten ein Schweißtest zur endgültigen Klärung angeschlossen werden. Bisher durchgeführte Studien zur Effektivität der Untersuchung bei der zweiten und dritten Vorsorgeuntersuchung (U 2, U 3) waren jedoch enttäuschend ausgefallen.

Auch die Bestimmung des immunreaktiven Trypsins hat nur eine Sensitivität von ca. 90 %. So wird bei Mekoniumileus in typischer Weise ein falsch-negativer Test gefunden. Falsch-positive Ergebnisse sind selten (0,005 %), kommen jedoch z. B. bei Frühgeborenen gehäuft vor. Auf einen neuen IRT-Test mit monoklonalen Antikörpern wird derzeit Hoffnung gesetzt.

Bei klinischem Verdacht auf Mukoviszidose in der frühen Neonatalzeit (Ileus, Rektalprolaps, Invagination oder Volvulus) sollte dieser Test durchgeführt werden (z. B. Staatl. Medizinaluntersuchungsamt Osnabrück), wenn der Schweißtest wegen unzureichender Schweißmenge noch nicht beurteilt werden kann.

Die frühe Diagnostik der Mukoviszidose ist unverändert wichtig, nicht nur wegen der frühen Therapie der betroffenen Kinder – Langzeituntersuchungen haben bei früher Diagnose durch Screening einen besseren Verlauf gezeigt. Bei der heute möglichen pränatalen Diagnostik kann eine Familie vor einem zweiten an Mukoviszidose erkrankten Kind bewahrt werden, bevor sich die Erkrankung bei dem ersten Kind manifestiert.

Pränatale Diagnostik

Bisher war es an vielen Zentren möglich, aus dem durch Chorionbiopsie in der 9.–12. Schwangerschaftswoche gewonnenen Material des Feten nach Vergleich mit der Chromosomenuntersuchung der Eltern und eines erkrankten Geschwisterkindes bei Ausnutzung aller Markergene in über 90 % der Familien mit ca. 98 %iger Sicherheit (Spezifität) homozygote, also erkrankte Kinder, oder heterozygote Träger frühzeitig zu erkennen. In baldiger Zukunft werden nun nach Klonierung des Gens sowohl homozygote als auch heterozygote Genträger rasch und frühzeitig, natürlich auch pränatal, mit 100 %iger Sicherheit zu identifizieren sein.

Eine pränatale Diagnostik sollte selbstverständlich nur dann durchgeführt werden, wenn im positiven Fall (erkrankter Fetus) eine Interruptio der Schwangerschaft geplant ist; eine frühe und ausführliche Beratung sollte deshalb bei allen Elternpaaren von CF-Patienten mit weiterem Kinderwunsch durchgeführt werden. Natürlich kann man mit der Chromosomenuntersuchung auch bei gesunden Geschwisterkindern von Mukoviszidosepatienten die Frage des heterozygoten Trägerstatus untersuchen.

Pulmonale Manifestation

Pathophysiologie

Lebensqualität und Lebensdauer hängen jenseits der Neugeborenenperiode fast ausschließlich von dem pulmonalen Befall der Mukoviszidosepatienten ab. Im Vordergrund steht die Obstruktion der peripheren Atemwege durch Schleimverlegung der kleinen Bronchien. Histologisch findet man Gobletzellhyperplasie und metaplastische Bronchialepithelien. Diese *periphere Obstruktion* führt einerseits zu Bronchopneumonien, gefolgt von Bronchiektasenausbildungen besonders in den Oberlappen, andererseits zu lokalen Überblähungen und Mikroatelektasen, gefolgt von *intrapulmonalen Shunts,* die über Ventilation-Perfusion-Unregelmäßigkeiten eine Hypoxie bedingen. Folge der chronischen Hypoxie wiederum ist die pulmonale Vasokonstriktion mit pulmonalem Hypertonus und Ausbildung eines Cor pulmonale.

Der Befall der kleinen Luftwege beginnt früh, häufig schon im ersten Lebensjahr, während die großen Bronchien mit der Folge von asthmatischen Symptomen erst später in den Verlauf der Erkrankung mit einbezogen werden.

Klinische Symptomatik

Husten, Auswurf und abnorme Belastbarkeit, später auch Zeichen der chronischen Hypoxie wie Uhrglasnägel und Trommelschlegelfinger, sind die wesentlichen pulmonalen Symptome. Die allmähliche Verschlechterung der Erkrankung führt im Rahmen einer kardiopulmonalen Dekompensation zum Tod, im Durchschnitt derzeit in der Mitte des dritten Jahrzehnts (Abb. 2). Bei der Ausprägung der pulmonalen Symptome gibt es jedoch eine ungewöhnliche Varianzbreite. Manche Patienten entwickeln bereits im ersten Lebensmonat Atembeschwerden und versterben rasch, andere fallen erst als Erwachsene mit rezidivierenden Bronchopneumonien auf. Der älteste Mukovisidosepatient ist derzeit über 60 Jahre alt.

Radiologisch findet sich in symptomatischen Fällen stets eine Überblähung, peribronchiale Verdichtungen, Mikroatelektasen und Bronchiektasen, anfangs überwiegend im Oberlappen. Später kommen nodöse und ringförmige Verschattungen neben Emphysembullae dazu (Abb. 3). Ein hieraus ermittelter radiologischer Score korreliert gut mit der Schwere der Erkrankung.

Eine weitere Hilfe zur Verlaufskontrolle und Therapieüberwachung ist die *Lungenfunktion,* wobei auch hier anfangs die kleinen Luftwege betroffen sind: Zeichen der peripheren Obstruktion finden sich in der Fluß-Volumen-Kurve und als Überblähung mit erhöhtem thorakalen Gasvolumen und Trapped-air-Bezirken (s. Kapitel B). Erst später kommt es auch zur Obstruktion der großen Bronchien (Erhöhung des Atemwegswiderstandes) und zur Restriktion (Parenchymverlust) mit Erniedrigung der Vitalkapazität.

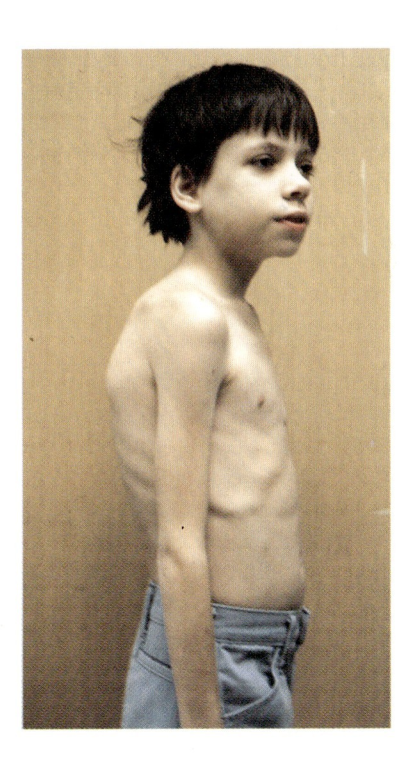

Abb. 2: Ausgeprägte Dystrophie und Kyphose bei einem Jungen mit Mukoviszidose im fortgeschrittenen Krankheitsstadium, hochgezogene Schultern und relativ horizontaler Rippenverlauf als Ausdruck der Inspirationsstellung des Thorax.

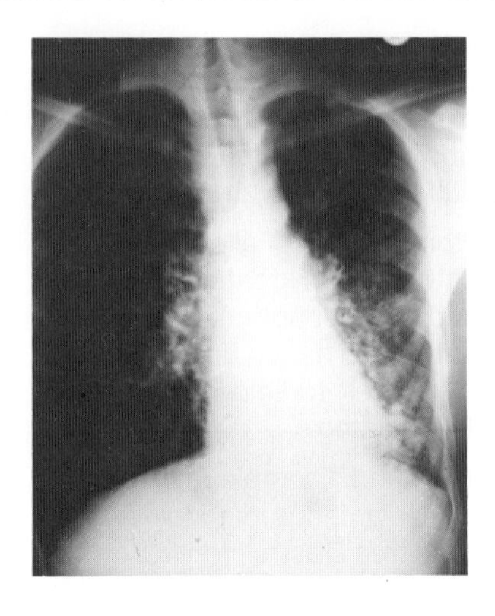

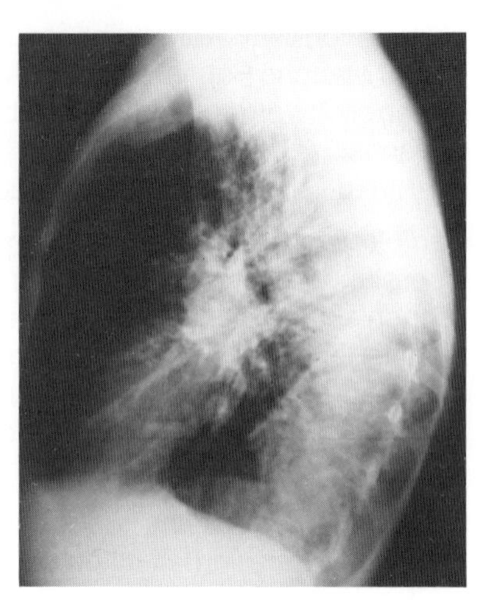

Abb. 3a: Thorax eines 24jährigen Mannes mit fortgeschrittener Mukoviszidose. Im p-a Röntgenbild Überblähung der rechten Lunge mit horizontalem Rippenverlauf und tiefstehendem Zwerchfell. Verziehung des Mediastinums nach links, Verdichtungen im linken Unterfeld.

Abb. 3b: Im seitlichen Röntgenbild vermehrter a-p Tiefendurchmesser des Thorax, BWS-Kyphose. Vermehrte Luft hinter dem Sternum als Ausdruck der Überblähung, tiefstehende Zwerchfelle. Ausgeprägt verdichteter Hilus, Kollaps des linken Unterlappens mit Verziehung der vorderen Lappengrenze nach hinten.

Radiologisch findet sich in symptomatischen Fällen stets eine Überblähung, peribronchiale Verdichtungen, Mikroatelektasen und Bronchiektasen, anfangs überwiegend im Oberlappen. Später kommen nodöse und ringförmige Verschattungen neben Emphysembullae dazu (Abb. 3). Ein hieraus ermittelter radiologischer Score korreliert gut mit der Schwere der Erkrankung.

Eine weitere Hilfe zur Verlaufskontrolle und Therapieüberwachung ist die *Lungenfunktion,* wobei auch hier anfangs die kleinen Luftwege betroffen sind: Zeichen der peripheren Obstruktion finden sich in der Fluß-Volumen-Kurve und als Überblähung mit erhöhtem thorakalen Gasvolumen und Trapped-air-Bezirken (s. Kapitel B). Erst später kommt es auch zur Obstruktion der großen Bronchien (Erhöhung des Atemwegswiderstandes) und zur Restriktion (Parenchymverlust) mit Erniedrigung der Vitalkapazität.

Gastrointestinale Manifestationen

Pankreasinsuffizienz

Schon in utero kommt es durch Sekret- und Zelldetritus zur Pankreasgangobstruktion mit der Folge von Pankreasfibrose und fortschreitender Verringerung der exokrinen Funktion. Laborchemisch findet sich eine Maldigestion von Fett und Proteinen jedoch erst unterhalb einer Pankreas-Restfunktion von 2 %. Dystrophie bei gutem Appetit, ein vorgewölbtes Abdomen und stinkende, voluminöse und glänzende Stühle (Steatorrhoe) sind die klinisch-anamnestischen Zeichen der *Maldigestion.* Auch die fettlöslichen Vitamine werden schlechter absorbiert. Bei Säuglingen mit deutlicher gastrointestinaler Symptomatik können eine Hypoproteinämie und Anämie hinzutreten. In 15 % der Patienten mit Mukoviszidose ist jedoch die Pankreasfunktion völlig normal, diese Kinder gedeihen dann lange Zeit regelrecht.

Der sicherste Test zur Überprüfung der Pankreasfunktion, der *Pankreozymin-Sekretin-Stimulationstest,* ist aufgrund der notwendigen doppelläufigen Duodenalsonde relativ invasiv und für das frühe Kindesalter nicht anzuwenden. Alternativ wird heute oft der *PABA-Test* eingesetzt, wobei ein oral verabreichtes synthetisches Peptid Tyrosyl-Paraaminobenzosäure (Tyrosyl-PABA) durch Chymotrypsin aus dem Pankreas abgespalten und nach Resorption in Blut und Urin zu messen ist. Eine sichere Quantifizierbarkeit der Pankreasfunktion ist mit diesem Test jedoch nicht möglich.

Als ein einfacher, den Patienten nicht belastender und zur groben Überprüfung der exokrinen Pankreasfunktion geeigneter Test steht die Bestimmung des *Chymotrypsins* aus einer einzelnen Stuhlprobe zur Verfügung, Werte unter 15 IU/g Stuhl gelten als pathologisch. Eine Enzymsubstitution muß 2–3 Tage vorher abgesetzt werden.

Mekonium-Ileus

Eine frühe gastrointestinale Manifestation der Mukoviszidose ist der Mekonium-Ileus in der späten Fetal- oder frühen Neugeborenenperiode. Hierbei kommt es durch hypervisköses Sekret unabhängig von der Pankreasfunktion zu einer Dünndarmobstruktion nahe der Bauhin'schen Klappe. Häufig finden sich überblähte Dünndarmschlingen, ein hypoplastisches oder gar ein atretisches Kolon. Perforationen in utero mit peritonealen Verkalkungen sind keine Seltenheit.

Mekonium-Ileus-Äquivalent

Im späteren Leben treten bei vielen Patienten immer wieder Darmobstruktionen auf, häufiger bei ausgeprägter Steatorrhoe. Wir sprechen bei akuten Beschwerden vom sog. „Mekonium-Ileus-Äquivalent". Auch hierbei ist das terminale Ileum bevorzugt. Bei der Untersuchung findet sich im rechten Unterbauch ein palpabler Tumor, der häufig auch gering druckschmerzhaft ist. Die *differentialdiagnostische* Abgrenzung gegenüber anderen Erkrankungen in diesem Bereich ist wegen unterschiedlicher therapeutischer Konsequenzen wichtig. Es kann bei einer antibiotischen Dauerprophylaxe wegen pulmonaler Beteiligung eine Appendizitis schleichend und mit möglicher perityphlitischer Abszeßbildung auftreten. Weiterhin sind auch Invagination oder Volvulus, Cholezystitis oder Cholelithiasis, die ebenfalls bei Mukoviszidose gehäuft vorkommen, differentialdiagnostisch abzugrenzen.

Rektumprolaps

Bei ca. 10 % der Patienten kommt es im Säuglings- und Kleinkindesalter zu einem Rektumprolaps, der meist ohne Schwierigkeiten manuell reponiert werden kann. Ursächlich liegt ein verminderter Tonus der Beckenmuskulatur bei durch Husten häufig erhöhtem intraabdominellem Druck zugrunde.

Hepatobiliäre Beteiligung

Ein prolongierter Ikterus bei Neugeborenen mit Mukoviszidose wird ausgelöst durch eingedickte Galle, eine Besserung erfolgt spontan. Jedoch entwickelt ca. ein Drittel aller Patienten im späteren Leben eine hepatobiliäre Erkrankung, meist ohne wesentliche klinische oder laborchemische Symptome. Durch Obstruktion der Gallenwege kommt es langsam zur *fokalen biliären Zirrhose*, eine portale Hypertension entwickeln jedoch nur 10 % der älteren Patienten (Abb. 4). Lediglich 1 % der CF-Patienten erkranken im fortgeschrittenen Alter aufgrund der fortschreitenden Pankreasfibrose an einem manifesten *Diabetes mellitus.* Eine abnorme Glukosetoleranz findet sich jedoch in ca. einem Drittel aller Mukoviszidosefälle.

Therapie

Ein wesentliches Ziel der lebenslangen therapeutischen Maßnahmen ist die Beherrschung der chronischen *Kolonisation* der Bronchien mit pathogenen Bakterien. Bestimmte, bisher nicht identifizierte Faktoren bei CF-Patienten begünstigen eine chronische Besiedlung mit virulenten Keimen, zuerst meist mit Staphylococcus aureus, später mit schleimproduzierenden Pseudomonas aeruginosa, in Nordamerika zunehmend auch Pseudonomas cepacia.

Behandlung der pulmonalen Beteiligung

Mit Beginn der pulmonalen Symptomatik wird eine intensive *sekretolytische* bzw. Sekret-mobilisierende Therapie begonnen (Tab. 1): täglich mehrfach Inhalationen mit isotoner Kochsalzlösung, reichlich Flüssigkeitsaufnahme und evtl. zusätzlich orale Mukolytika bzw. Sekretolytika (N-Acetyl-cystein, Ambroxol) sowie physiotherapeutische Maßnahmen (s. unten). Der inhalierten Kochsalzlösung kann, besonders bei lungenphysiologischem Nachweis einer reversiblen Bronchialobstruktion, vor der Physiotherapie zur Bronchodilatation ein *β_2-Sympathikomimetikum* zugefügt werden, dessen weiterer Effekt, nämlich eine Verbesserung der mukoziliaren Clearance, ebenfalls erwünscht ist. Inhalative Anwendungen von Mukolytika oder Sekretolytika führen häufig zu einer Reizung der ohnehin entzündeten und somit empfindlichen Bronchialschleimhäute mit der Folge einer Bronchialobstruktion bis hin zur hämorrhagischen Tracheitis, sie sind deshalb lediglich bei ausgeprägter Mucusretention indiziert.

Ziel der *Physiotherapie* (Tab. 2) ist die Mobilisation des Sekretes in den Atemwegen. Neben den länger bekannten therapeutischen Körperstellungen und Lagerungsdrainagen mit Vibration, Klopfun-

Tabelle 1

Sekretolytische Maßnahmen
– erhöhte Flüssigkeitsaufnahme (ca. 1,5fach des Bedarfs)
– regelmäßige Inhalation mit isotoner Kochsalzlösung 0,9 % 2 ml 2 – 4 x/d
– evtl. oral N-Acetylcystein (3 × 100/200 mg) oder Ambroxol (3 × 1 mg/kg)
– evtl. β_2-Sympathikomimetica inhalativ (Bronchodilatation, mukoziliare Clearance) z. B. Salbutamol 1 Trpf./Lebensjahr/Inhalation

Tabelle 2

Physiotherapeutische Maßnahmen
– Drainagelagerung mit Vibrationen und Klopfungen
– therapeutische Körperstellungen
– autogene Drainage
– forcierte Exspirationstechnik
– PEP-Maskenatmung

gen und Schüttelungen, meist durch die Eltern appliziert, sind in den letzten Jahren einige neue Techniken entwickelt worden wie *autogene Drainage, forcierte Exspirationstechnik* und *PEP-Maskenatmung.* Diese neueren physiotherapeutischen Maßnahmen sind von den Patienten selbst erlernbar und ohne weitere Mithilfe anzuwenden. Sie fördern somit die Unabhängigkeit der Patienten besonders im Hinblick auf das Erwachsenenalter. Das Erlernen dieser Techniken erfordert vom Patienten jedoch Geduld und Regelmäßigkeit. Häufige Überprüfungen der erlernten Techniken im Rahmen einer CF-Ambulanz sind zwingend notwendig. Diese modernen *aktiven* Atem- und Sekretmobilisationstechniken können, wenn sie ausreichend beherrscht werden, eine bessere bronchiale Reinigung erreichen als die herkömmlichen passiven Techniken (Abb. 5).

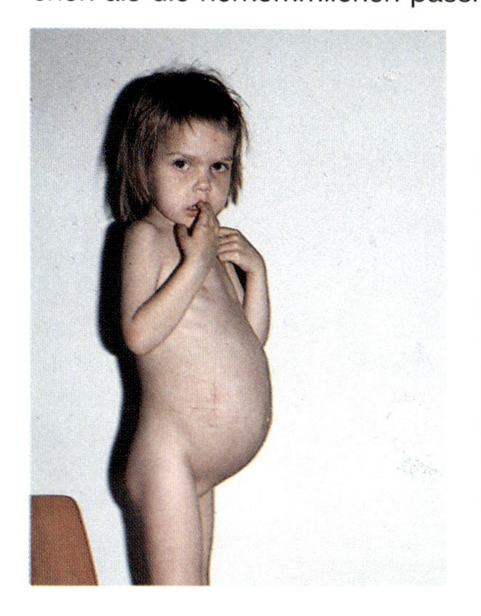

Abb. 4: Eine fokale biliäre Leberzirrhose findet sich bei 20% der Mukoviszidose-Patienten, eine klinisch manifeste Zirrhose mit Aszites und portaler Hypertension, wie bei der Patientin auf der Abbildung, tritt bei ca. 10% aller Patienten auf.

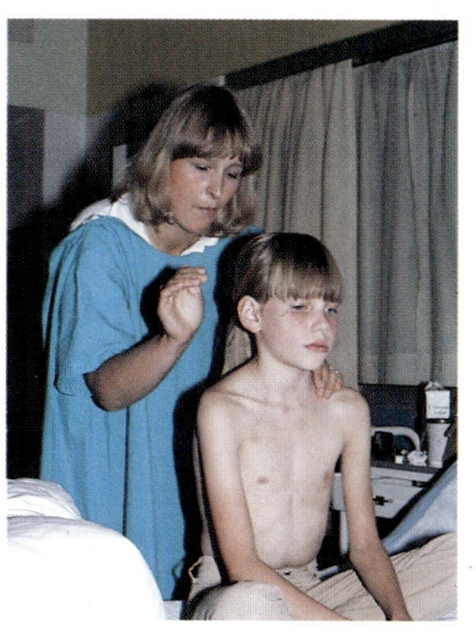

Abb. 5: Die hier dargestellte Klopfdrainage ist nur noch bei Säuglingen und Kleinkindern die beste Form der Sekretmobilisation, vom Schulkindalter an sollte die autogene Drainage als effektivste Form der Sekretmobilisation erlernt werden.

Eine erhebliche Bedeutung kommt bei der Sekretmobilisation auch dem *aktiven Sport* zu, wobei neben Gymnastik alle Sportarten von Wert sind, die mit einer vertieften Atmung einhergehen wie Waldlauf, Schwimmen, Radfahren und Skilanglauf. Auch Sprungsport, wie Seilspringen oder Trampolinspringen eignet sich besonders zur Schleimlockerung. Eine regelmäßige sportliche Aktivität ist somit allen CF-Patienten frühzeitig dringend anzuraten.

Antibiotische Dauertherapie
Tab. 3)

Bei chronischer Kolonisation mit Staphylokokken und signifikanter Lungenbeteiligung wird eine antibiotische Prophylaxe mit einem oralen Staphylokokken-wirksamen Antibiotikum (Flucloxacillin oder Oxacillin, Cephalosporin, Trimethoprim-Sulfamethoxazol) von vielen Zentren kontinuierlich durchgeführt. Die Effektivität dieser Maßnahme ist, insbesondere im Hinblick auf die Resistenzentwicklung bzw. Förderung einer Besiedlung mit resistenten Pseudomonasstämmen, noch nicht völlig bewiesen. Eine Alternative stellt die intermittierende orale Antibiotikatherapie dar.

Tabelle 3

Antibiotische Therapie	
a) Prophylaxe	
– oral:	Flucloxacillin/Oxacillin 100 mg/kg in 3 ED Cephalosporine der 2. Generation 100 mg/kg in 3 ED Co-trimoxazol 6 mg/kg in 2 ED
– inhalativ:	Gentamycin/Tobramycin 80 mg/Inhalation in 3 ml 2 – 3 x/d
b) Therapie	
oral:	wie Prophylaxe, evtl. zusätzlich Amoxicillin 100 mg/kg in 3 ED
intravenös:	Tobramycin 10 mg/kg in 3 ED (nach Spiegel) Piperacillin/Ticarcillin 200 mg/kg/d in 4 ED (max. 12 g/d) Ceftazidim 200 mg/kg/d in 4 ED (max. 12 g/d)

Therapie schwerer Infektionen

Trotz guter ärztlicher Betreuung und vorhandener Patientencompliance bezüglich der genannten Maßnahmen kommt es jedoch immer wieder im Verlauf der Erkrankung zu akuter Verschlechterung mit Husten- und Auswurfzunahme, gelbem oder grünlichem Sputum, Müdigkeit und Gewichtsabnahme, selten Fieber und Entzündungszeichen im Blut. Meist wird dann eine stationäre Aufnahme mit intensiver *Physiotherapie* und intravenöser *Antibiotikatherapie* – je nach Erreger und Resistenz (meist Pseudomonas) – über 7–14 Tage notwendig. Trotz dieser Maßnahmen gelingt es selten, eine einmal nachgewiesene Pseudomonasbesiedlung wieder loszuwerden, u. a. bedingt durch die nur mäßige Penetration der Antibiotika in das Bronchialsekret. Auch die bei wachsenden Kindern wegen Knorpelschädigungen kontraindizierten oralen Chinolonderivate mit Pseudomonas-Wirksamkeit (Gyrasehemmer) haben keine Lösung des Pseudomonas-Problems gebracht, da es hierbei rasch zu einer

Resistenzentwicklung kommt. Regelmäßige *inhalative* Antibiotika-Anwendungen (Aminoglykoside oder Carboxypenizilline) können im Falle einer Pseudomonasbesiedlung bei einigen Patienten zumindest eine weitere Verschlechterung verhindern oder verlangsamen. Sie sind jedoch teuer, reizen häufig die Atemwege und führen nicht selten zu Resistenzentwicklungen.

Plötzliche komplette Verlegung von Bronchialabschnitten durch zähen Schleim führt zur *Atelektase* mit der Folge eines Kollaps des jeweiligen Lungenlappens. Sollte eine rasch einsetzende intensive Physiotherapie zu keinem Erfolg führen, muß bronchoskopisch eine Öffnung des Bronchialsegmentes versucht werden, da sonst diese Lungensegmente auf Dauer nicht mehr belüftet werden.

In den letzten Jahren wird die frühzeitige und langfristige Gabe von *Steroiden* diskutiert. Ihr liegt die Vorstellung zugrunde, daß die chronische und immunologisch bedingte Entzündung im Bereich der Lunge (mit Nachweis von Immunkomplexen im Blut und Lungengewebe bei der Hälfte aller Patienten) wesentlich an der Verschlechterung der pulmonalen Situation beteiligt ist. Eine Beeinflussung dieser Mechanismen muß gegenüber den Nebenwirkungen auf Wachstum und Abwehrfunktion des Körpers abgewogen werden. Derzeit laufen hierzu umfangreiche Multicenterstudien in Nordamerika, deren Ergebnisse noch nicht vorliegen.

Ernährung

Die Ernährung der Mukoviszidosepatienten sollte ausgeglichen, eiweißreich und *hochkalorisch* sein und dem durch vermehrte Atemarbeit erhöhten Energiebedarf Rechnung tragen. Eine früher häufig empfohlene Einschränkung von Fett ist aufgrund der heute möglichen Enzymsubstitution nicht notwendig.

Durch Entwicklung von mikroverkapselten magensaftresistenten und erst im alkalischen Milieu des Duodenums in Lösung gehenden *Pankreasenzympräparaten* (Tab. 4) läßt sich die Malabsorption bei der Mukoviszidose im wesentlichen beherrschen. Die früher wegen säurebedingter Denaturierung notwendigen hohen Enzymdosen mit der Folge einer möglichen iatrogenen Hyperurikämie konnten erheblich erniedrigt werden. Die Dosierung ist sehr von der jeweiligen Pankreasfunktion der Patienten abhängig und muß an den einzelnen

Tabelle 4

Enzymsubstitution

- Säuglinge:
  Kreon® Granulat (magensaftresistent)
  5000 E Lipase/100 ml Milch
- ab Kleinkindesalter
  Microverkapselte Pellets (Kapsel kann geöffnet oder ganz verschluckt werden) z. B. Kreon®, Panzytrat®
  Dosis individuell anpassen, Richtlinie 20 000 E/Mahlzeit

Patienten individuell angepaßt werden. Bei Kindern liegt beispielsweise die Lipasedosis bei ca. 20 000 E pro Mahlzeit, Erwachsene benötigen oft die doppelte bis dreifache Dosis. Bei Kleinkindern und Säuglingen, die die mit Pellets gefüllten Kapseln nicht schlucken können, lassen sich die Pellets nach Öffnen der Kapsel mit Joghurt o. ä. verabreichen (Dosis ca. 5 000 E/100 ml Milch). Es ist jedoch streng darauf zu achten, daß nicht einige Kügelchen in den Zahnzwischenräumen hängenbleiben und so zu Andauung des Zahnfleisches mit der Folge von Ulzerationen führen. In seltenen Fällen bedingt eine Hyperazidität des Magensaftes durch ein dadurch nicht ausreichend alkalisches Duodenalsaftmilieu eine mangelhafte Auflösung der säureresistenten Pellets. Antazida bzw. H_2-Blocker sind dann zusätzlich indiziert.

Der *Ernährungsstand* eines Patienten beeinflußt die Lebenserwartung deutlich. Eine pulmonale Manifestation führt ab einem gewissen Schweregrad einerseits zu einem mangelhaften Appetit und zur Gewichtsabnahme, andererseits jedoch ist auch der Energiebedarf weiter durch die vermehrte Atemarbeit erhöht. Eine kalorische Anreicherung der Nahrung (z. B. mit Maltodextrin®-Zusatz) oder hochkalorische Getränke auf Milchbasis können bei guter Kooperation der Patienten das Defizit ausgleichen. Sollte sich jedoch ein Circulus vitiosus entwickeln, d. h. verschlechterte pulmonale Situation führt zu Appetitmangel, der Energiemangel verschlechtert weiterhin das Gesamtbefinden, muß dieser durchbrochen werden, entweder durch parenterale Ernährung mit all ihren Risiken oder durch eine nasogastrale Sondierung von hochkalorischer Sondennahrung. Wenn eine langfristige zusätzliche Ernährung notwendig werden sollte, ist in diesen seltenen Fällen die endoskopische und in lokaler Anästhesie mögliche Anlage einer perkutanen Gastrostomie zu erwägen, da die nasogastrale Sonde häufig, besonders bei nächtlichem Husten, verrutscht und das wiederholte Legen der Sonde von den Kindern oft nicht gut toleriert wird.

Mangel an fettlöslichen *Vitaminen* (A, D, E und K) ist die Folge der allgemeinen Fettmalabsorption. Vitamin A-Mangel kann zu erhöhtem Hirndruck, Wachstumsdefizit, Hyperkeratose und Nachtblindheit führen. Klinischer oder radiologischer Nachweis einer Rachitis aufgrund von Vitamin D-Mangel ist ausgesprochen selten bei Patienten mit Mukoviszidose, obwohl erniedrigte 25-Hydroxycholecalciferol-Spiegel und Parathormon-Erhöhungen auch bei Vitamin-Substitution regelmäßig gefunden werden. Vitamin E-Mangel ist selten die Ursache von hämolytischer Anämie oder neuromuskulärer Dysfunktion, während eine hömorrhagische Diathese, bedingt durch Vitamin K-Mangel, häufiger vorkommt, zumal auch durch Antibiotikagaben oft die normale Vitamin K-produzierende Darmflora ausgeschaltet wird. Eine Substitution mit dem Zweifachen des täglichen Bedarfs der fettlöslichen Vitamine (Tab. 5) ist eine lebenslange

Tabelle 5

Vitamin-Substitution

- Bedarf:

Vitamin A	5 000 – 10 000 IU/d	
Vitamin D	400 – 800 IU/d	
Vitamin E	100 – 200 IU/d	
Vitamin K	10 mg/Woche	

wasserlösliche Vitamine: 2facher Normalbedarf

- Präparate (Auswahl)

Präparat	Form	Dosis	Häufigkeit
Multibionta®	N	1 Kps.	3 x/d
	Forte	1 Kps.	1 x/d
	Trpf.	10 Trpf.	3 x/d
Xam®	Kps./Brausetabl.		1 x/d
Vitazell® forte	Drg.		1 x/d
Polydurat®	Kps.		1 – 2 Kps./d

Maßnahme und sollte vom frühen Säuglingsalter konsequent erfolgen.

Häufige Probleme und deren Behandlung

Obere Atemwege

Die chronische Infektion der Nasennebenhöhlen gehört obligat zur Mukoviszidoseerkrankung, antibiotische Therapien sind meist erfolglos, chirurgische Interventionen wie Spülungen oder Fensterungen haben lediglich einen kurzen Effekt und sollten, auch bei dem erhöhten Narkoserisiko, bei CF-Patienten vermieden werden.

Nasale Polypen findet man in bis zu 20 % der Patienten, auch sie neigen nach operativer Entfernung zum Wiederauftreten. Lokale Steroide (Beclometason oder Budesonid) haben sich hier als sehr wertvoll erwiesen und können auch über einen längeren Zeitraum eingesetzt werden.

Pulmonale Komplikationen

Aufgrund von Sekretverlagerung entwickeln sich häufig *Atelektasen,* die sich ohne Therapie nicht wieder öffnen. Das betroffene Segment bzw. der betroffene Lappen infiziert sich und vereitert. Die Lebensaussichten des Patienten verschlechtern sich danach dramatisch.

Atelektasen werden häufig durch Dehydrierung, z. B. im Verlauf einer Gastroenteritis, durch Antitussivagabe oder unzureichende Physiotherapie bzw. durch Infekte ausgelöst.

Durch Platzen von Emphysemblasen kann es zum *Pneumothorax* kommen, bei älteren Patienten liegt die Inzidenz bei ca. 20 %. Wegen der meist vorher schon vorhandenen Beschränkung der atmenden Fläche und wegen der Gefahr der Atelektasenbildung ist eine Thoraxdrainage selbst dann indiziert, wenn der Patient nur gering beeinträchtigt ist; lediglich bei kleinen asymptomatischen Luftansammlungen bleibt die Therapie konservativ. Rezidive sind keine Seltenheit (bis zu 50 %), eine chemische Pleurodese mit intrapleuralen Applikationen des Sklerosierungsmittels Quinacrine sollte bei rezidivierenden Pneumothoraces erwogen werden.

Schwere Hustenepisoden können in Abhängigkeit von der Schwere der pulmonalen Erkrankung bei der hochentzündeten und somit gut durchbluteten Bronchialwand im Bereich der Bronchiektasen über Traumatisierungen zu *intrabronchialen Blutungen* mit dem Symptom der Hämoptoe führen. Stationäre Aufnahme und antibiotische Behandlung bei Einstellen jeglicher physiotherapeutischer Maßnahme sind meist ausreichend. Bei heftigen und lebensbedrohlichen Massenblutungen muß jedoch bronchoskopisch eine endobronchiale Tamponade erfolgen oder angiographisch eine selektive Embolisierung der blutenden Bronchialarterie (Cave: Spinalarterien mit der Folge einer Spinalarterienembolie) durchgeführt werden.

Die Hälfte aller CF-Patienten haben eine signifikant *erhöhte bronchiale Reaktivität,* ebenfalls abhängig von der Schwere der pulmonalen Manifestation. Auch Sensibilisierungen gegenüber allgemeinen Inhalationsallergenen werden mit zunehmender Erkrankung häufiger beobachtet, evtl. bedingt durch verbesserte Antigenpenetration durch die chronisch entzündete Bronchialschleimhaut.

Eine besondere Form der pulmonalen Allergie ist die *allergische bronchopulmonale* Aspergillose, eine allergische Erkrankung der Lunge, die meist bei schwerem Asthma vorkommt und mit einer Sensibilisierung gegenüber Aspergillus fumigatus einhergeht. Die Symptome dieser Erkrankung (bronchiale Obstruktion, eitriges Sputum, Gewichtsverlust) sind nicht von einer akuten infektionsbedingten Exazerbation bei Mukoviszidose zu unterscheiden. Positive Hautteste von Allergie Typ I gegen Aspergillus fumigatus und präzipitierende Antikörper finden sich häufig bei Mukoviszidosepatienten, für die Diagnose einer allergischen bronchopulmonalen Aspergillose (ABPA) ist jedoch der Nachweis eines stark erhöhten Gesamt-IgE, eines erhöhten spezifischen IgE und IgG gegenüber Aspergillus fumigatus und Nachweis von Aspergillus fumigatus im Sputum der Patienten notwendig. Die Therapie besteht bei nachgewiesener ABPA aus einer hoch dosierten Steroidtherapie über zwei Wochen, gefolgt von langsamem Ausschleichen über Monate. Darunter erfolgt oft eine dramatische Besserung der Symptome.

Die bei fast allen Patienten sich entwickelnden Trommelschlegelfinger sind erster Ausdruck einer *hypertrophen Osteoarthropathie,* die auch zu einem Befall der Röhrenknochen mit Gelenkschmerzen und Periostitiden führen kann; diese Beschwerden können lediglich symptomatisch therapiert werden. Auch isolierte *Arthropathien* kommen vor, jedoch unabhängig von der Schwere der Erkrankung, und sind als Folge der chronischen Infektion wahrscheinlich immunkomplexbedingt.

Gastrointestinale Komplikationen

Bei älteren Patienten führt gelegentlich ein *gastroösophagealer Reflux* zu retrosternalen Sensationen. Diagnostisch ist hier die pH-Metrie über 24 Stunden die beste Nachweismethode. Die radiologische Darstellung eines Refluxes mit Barium und Provokation mit Kopftieflage unter Durchleuchtung ist eine Methode mit geringerer Sensitivität und somit lediglich eine diagnostische Alternative. Die Therapie erfolgt ausschließlich konservativ mit Antazida, evtl. mit Histaminblockern.

Patienten mit gastrointestinaler Beteiligung leiden häufig an durch distale Darmobstruktion bedingten Beschwerden mit kolikartigen Bauchschmerzen. Häufig ist das terminale Ileum betroffen und eine Appendizitis differentialdiagnostisch zu erwägen. Das Vorhandensein einer palpablen Masse im rechten Unterbauch und die meist fehlenden Entzündungszeichen weisen auf die Diagnose *„Mekonium-Ileus-Äquivalent“* (distale intestinale Obstruktion) hin (s.o.). Therapeutisch kann durch N-Acetylcystein-Gaben (10 %ig) oral und rektal eine Lyse der eingedickten Stuhlmassen versucht werden. Erfolgreicher ist meist eine perorale Darmdurchspülung mit einer Polyäthylenglykol enthaltenden Elektrolytlösung, wobei etliche (bis zu sieben) Liter getrunken oder sondiert werden müssen, bis rektal klare Flüssgkeit erscheint. Eine Alternative ist die orale oder rektale Gabe des hygroskopischen Gastrografins®.

Männliche Patienten mit Mukoviszidose sind *infertil,* haben aber bei meist verspäteter Pubertät eine normale Potentia coeundi. Bei Frauen tritt die Menarche später ein, die Fertilität ist verringert (20 % Fertilitätsrate). Eine Schwangerschaft kann vorübergehend den Gesundheitszustand der Patientin erheblich belasten, Kontrazeption ist deshalb empfohlen.

Pulmonale Hypertension

Im Endstadium der Mukoviszidose kommt es bei allen Patienten als Folge der chronischen Hypoxie über eine pulmonale Hypertension zur Entwicklung eines *Cor pulmonale* mit rechtsventrikulärer Hypertrophie und später rechtsventrikulärem Versagen. Digitalis oder Diuretika sind in diesem Stadium erfolglos. Zur Früherkennung des beginnenden Cor pulmonale ist das Elektrokardiogramm leider nicht geeignet. Mit der Herzschalluntersuchung steht jedoch jetzt eine nicht invasive und mittlerweile ausreichend genaue Technik zur frühen Erkennung einer pulmonalen Hypertension zur Verfügung. Lediglich die frühzeitige Verhinderung einer chronischen Hypoxie durch *O_2-Anreicherung* der Atemluft kann die Progredienz der pulmonalen Hypertension aufhalten. Häusliche O_2-Einrichtungen sind mittlerweile erhältlich und sollten für nächtliche O_2-Gaben benutzt werden, wenn bei nächtlichen Überwachungen der arterielle Sauerstoffpartialdruck unter 50 Torr bzw. die Sauerstoffsättigung unter 80 % fällt. Pulmonale Vasodilatatoren können ebenfalls teilweise den erhöhten Lungengefäßwiderstand in der Lunge senken, eine regelmäßige Anwendung hat sich jedoch bei Mukoviszidosepatienten noch nicht durchgesetzt.

Herz- und Lungentransplantationen werden in einigen Zentren der Welt bei Mukoviszidosepatienten bereits mit Erfolg durchgeführt. Langzeitergebnisse liegen nicht vor. Eine wesentliche Schwierigkeit liegt in der geringen Zahl der möglichen Spender und in dem oft sehr schlechten Zustand, in dem die Patienten zur Operation gelangen.

Betreuung

Die Betreuung dieser chronisch kranken Patienten durch den niedergelassenen Kinderarzt bzw. Internisten/Pneumologen sollte in enger Zusammenarbeit mit einer *Mukoviszidoseambulanz* erfolgen. Eine Untersuchung in meist dreimonatigen Zeitabständen mit Überwachung der Lungenfunktion, Sputumkontrollen, radiologischen und laborchemischen Kontrollen ermöglicht, die Patienten zu überwachen und die Therapie in Zusammenarbeit mit dem betreuenden niedergelassenen Kollegen zu steuern. Ebenfalls regelmäßig überprüft werden sollten die physiotherapeutischen Maßnahmen seitens der Eltern oder der Patienten. Hierzu ist ein speziell ausgebildeter Physiotherapeut erforderlich.

Wichtig in der Spezialambulanz ist die Kontinuität der Betreuung durch einen in Mukoviszidose erfahrenen Pädiater mit ausreichenden pulmologischen Kenntnissen, der sowohl für den betreuenden Kinderarzt als auch für den Patienten jederzeit ansprechbar ist. Für die offene und umfangreiche Information und Beratung der Eltern inkl. genetische Beratung (s. pränatale Diagnostik), für das Eingehen auf die Sorgen und Probleme der heranwachsenden Patienten, die bis ins Erwachsenenalter, meist sogar bis in das Finalstadium den an die Kinderkliniken angegliederten CF-Ambulanzen treu bleiben, muß in der Ambulanz ausreichend Zeit zur Verfügung stehen. Ebenso wichtig ist der regelmäßige und ausführliche Informationsaustausch zwischen den Ambulanzen und den betreuenden niedergelassenen Kollegen, die ja den Patienten in den alltäglichen Situationen zur Seite stehen müssen.

Durch die in den letzten Jahrzehnten gestiegene Lebenserwartung der Patienten haben derzeit in der Bundesrepublik ca. ein Viertel aller Mukoviszidosepatienten das Erwachsenenalter erreicht. Das Problem der Betreuung dieser Erwachsenen durch Institutionen von Kinderkliniken inkl. stationärer Betreuung in Kinderkliniken ist derzeit noch nicht gelöst, einige Modelle der Zusammenarbeit mit Bereichen der Inneren Medizin sind jedoch vielversprechend.

Bibliographie

1) M.E. Hodson, A.P. Norman und J.C. Batten (Ed.): Cystic Fibrosis, Baillière Tindall, London 1983

2) I.B. MacLusky, G.J. Canny und H. Levison: Cystic Fibrosis: An Update. Pediatric Rev. Commen. 1 (1987) 343–389

3) A.L. Beandet: Prenatal diagnosis of cystic fibrosis. J. Ped. 111 (1987) 630–633

4) Physiotherapie bei Mukoviszidose, Leitfaden der krankengymnastischen Techniken für Patienten, Eltern, Krankengymnasten und Ärzte. Dt. Gesellschaft zur Bekämpfung der Mukoviszidose e.V., 1987

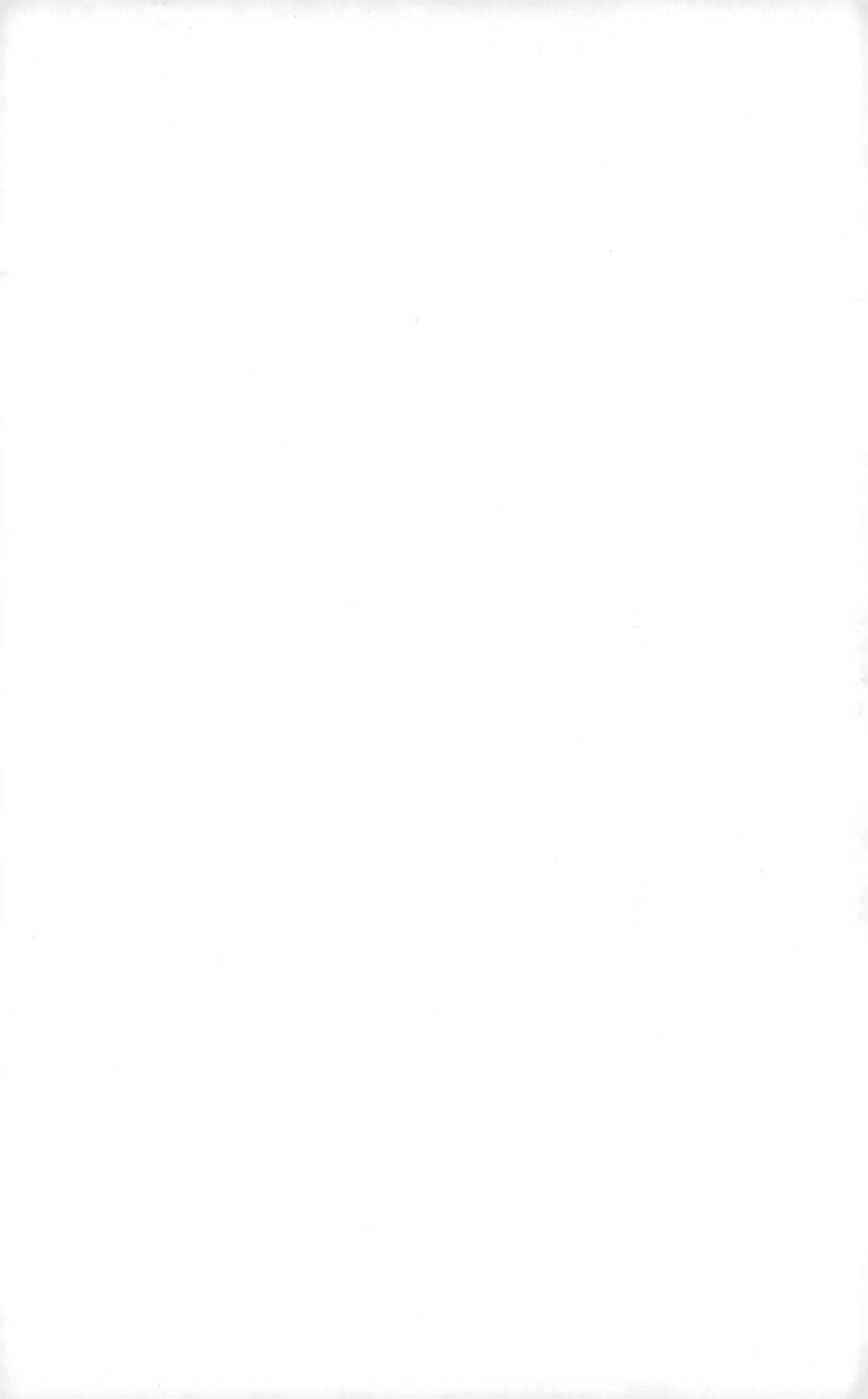

A

B

C

D

E

F

G

H

I

K

L

M

N

O

P

R

S

T

U

V

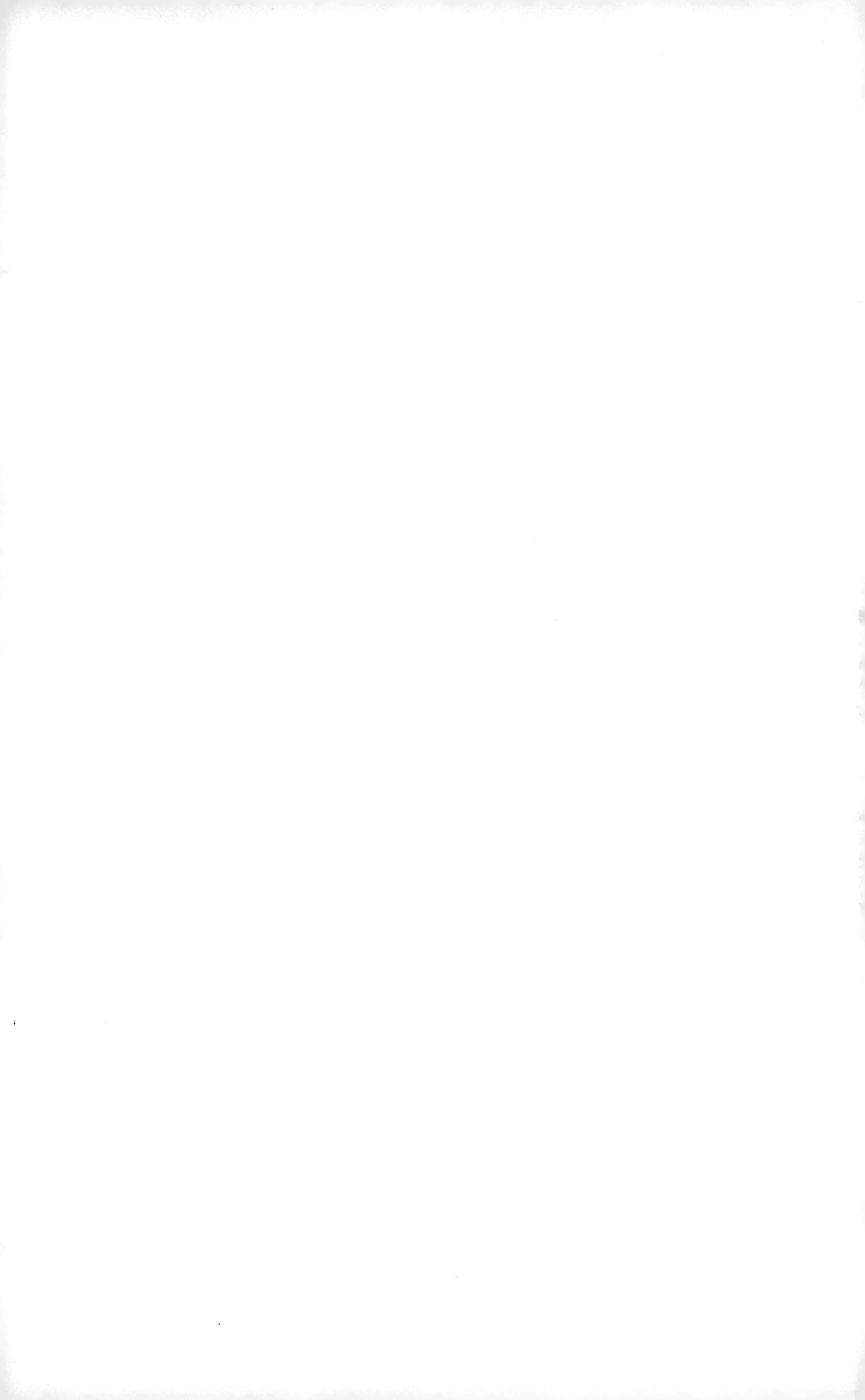